Pflege PRAXIS

Jutta König

100 Fehler im Umgang mit Strukturmodell und SIS®

Anwenderkompetenz optimieren – Zusammenhänge erkennen – Evaluationen verbessern

2. Auflage

schlütersche

Jutta König ist Wirtschaftsdiplom-Betriebswirtin Gesundheit (VWA) und u. a. als Sachverständige an Sozialgerichten tätig.
Sie ist Dozentin für Pflegesachverständige und -berater, Unternehmensberaterin sowie Dozentin (SGB V, SGB XI, Heim- und Betreuungsrecht).
Sie verfügt außerdem über langjährige Erfahrungen als examinierte Altenpflegerin, Pflegedienst- und Heimleitung.

»Wissen ist das eine –
aber auf die richtige Handhabung
kommt es an.«

JUTTA KÖNIG

Bibliografische Information der Deutschen Nationalbibliothek
Die Deutsche Nationalbibliothek verzeichnet diese Publikation in der Deutschen Nationalbibliografie; detaillierte bibliografische Daten sind im Internet über http://dnb.de abrufbar.

ISBN 978-3-89993-998-9 (Print)
ISBN 978-3-8426-8987-9 (PDF)
ISBN 978-3-8426-8988-6 (EPUB)

2. Auflage

Titelbild: sodawhiskey - stock.adobe.com
Covergestaltung und Reihenlayout: Lichten, Hamburg
Druck und Bindung: Salzland Druck GmbH & Co. KG, Staßfurt

Inhalt

Vorwort

Das Strukturmodell ist, wie alle anderen Modelle, nicht abschließend beschrieben. Und so gibt es zum Strukturmodell und dem Umgang mit der SIS® so viele Meinungen wie Nutzer. Das Projektbüro EinSTEP, gegründet 2015 und für die zentrale Koordination und Steuerung rund um die Einführung des Strukturmodells verantwortlich, wird nicht aktiv weitergeführt: *»Zum 1. November 2017 wurde die Verantwortung für das Projekt EinSTEP an die Trägerverbände der Pflege auf Bundesebene übergeben.«*[1] Alle Handlungsanleitungen sind geschrieben. Jetzt müssen die Leitungskräfte sehen, welchen Weg sie in der Umsetzung einschlagen.

Auch wenn es keine einheitliche Vorgehensweise geben kann, es gibt die immer gleichen Fehler im Umgang mit dem Strukturmodell und der Handhabung der SIS®, z. B.:

- die Risikomatrix und ihre sinnvolle Nutzung
- die Verbindung zwischen Risikomatrix und Expertenstandards
- die Tücken der Evaluation

Ich möchte Ihnen zeigen, wie Sie möglichst schnell und fehlerfrei mit dem Strukturmodell und der SIS® umgehen können.

Wiesbaden, im März 2019 — Jutta König

[1] https://www.ein-step.de/ueber-einstep/

1 Häufige Fehler im Umgang mit dem MDK

Der MDK (= Medizinischer Dienst der Krankenversicherung) ist lediglich ein Ausführender, aber kein Gestaltender. Vergleichbar einer Politesse im Straßenverkehr, die die Gesetze nicht macht, auf deren Grundlage sie entscheidet.

Ob Sie falsch parken, entscheidet nicht die Politesse, sondern die Straßenverkehrsordnung. Wie hoch das Bußgeld ausfällt, legt nicht die Politesse fest, sondern der Bußgeldkatalog. Die Politesse ist allerdings die Person, die wir im Straßenverkehr wahrnehmen und der wir mehr Macht zugestehen als sie wirklich hat. Genauso verhält es sich mit dem MDK.

1. Fehler: **Der MDK entscheidet über Richtig und Falsch**

Der MDK macht die Regeln nicht. Er ist, wie oben beschrieben, ein Verrichtungsgehilfe, z. B. im System der Qualitätsprüfung.

Die Regeln zur Qualitätsprüfung, genau wie zur Begutachtung der Pflegebedürftigkeit, kommen von den gesetzlichen Krankenkassen und deren medizinischem Dienst, dem MDS (Medizinischer Dienst des Spitzenverbandes Bund der Krankenkassen).

Die Pflegekassen und der MDS haben die Richtlinienkompetenz, wie in § 17 SGB XI vom Gesetzgeber gewünscht: *»Der Spitzenverband Bund der Pflegekassen erlässt … unter Beteiligung des Medizinischen Dienstes des Spitzenverbandes Bund der Krankenkassen Richtlinien zur pflegefachlichen Kon-*

kretisierung der Inhalte des Begutachtungsinstruments nach § 15 sowie zum Verfahren der Feststellung der Pflegebedürftigkeit nach § 18 (Begutachtungs-Richtlinien).« Der MDK taucht hier nicht auf. Er hat andere Aufgaben. Er prüft entlang der Qualitätsprüfungs-Richtlinien (QPR) die Qualität von Einrichtungen und erstellt entlang der Begutachtungs-Richtlinien (BRi) Gutachten zur Feststellung der Pflegebedürftigkeit. In beiden Fällen werden den MDK-Mitarbeitern die Arbeitsgrundlagen vorgegeben. Der MDK-Mitarbeiter muss also bei der Qualitätsprüfung als Maßstab die Qualitätsprüfungs-Richtlinien heranziehen. Zwei Qualitätsprüfungs-Richtlinien gibt es:

1. für die stationäre Pflege
2. für die ambulante Pflege

Schauen wir uns kurz die Qualitätsprüfungs-Richtlinien für die stationäre Pflege an. Ihr voller Titel lautet: »Qualitätsprüfungs-Richtlinien für die vollstationäre Pflege (QPR vollstationär) -Richtlinien des GKV-Spitzenverbandes über die Durchführung der Prüfung der in Pflegeeinrichtungen erbrachten Leistungen und deren Qualität nach § 114 SGB XI für die vollstationäre Pflege«. Die QPR wird ergänzt durch die sog. »Grundsätze für die Qualität, die Qualitätssicherung und -darstellung sowie für die Entwicklung eines einrichtungsinternen Qualitätsmanagements nach § 113 SGB XI in der vollstationären Pflege« vom 23.11.2018. Diese regelt die Bewertungskriterien der Qualität.

In der QPR ist geregelt,

- was zu prüfen ist,
- wie die Prüfung abzulaufen hat,
- wie Pflegebedürftige ausgewählt werden,
- was der Prüfer fragen muss,
- wie bewertet wird etc.

In der QPR findet sich zu jeder Frage eine entsprechende Erläuterung. Der Prüfer entscheidet also nicht darüber, wie eine Frage bewertet wird. Für jede

Prüffrage beim Pflegebedürftigen gibt es lediglich vier Bewertungsmöglichkeiten, die alle in der QPR[2] erläutert werden:

1. keine Auffälligkeiten oder Defizite
2. Auffälligkeiten, die keine Risiken oder negativen Folgen für den Bewohner erwarten lassen
3. Defizit mit Risiko negativer Folgen für den Bewohner
4. Defizit mit eingetretenen negativen Folgen für den Bewohner

Info

Was ein Prüfer zu werten hat, findet sich im Erläuterungsteil der QPR. Für Sie heißt das: Erinnern Sie, wenn nötig, den Prüfer an seine Arbeitsgrundlage (die QPR). Erlauben Sie ihm keinesfalls, einfach irgendetwas zu prüfen.

2. Fehler: **Dem MDK wird immer die Schuld gegeben**

Der Dokumentationswahnsinn der Vergangenheit mit seinem Pflegeplanungs- und Assessmentwahn sowie einer wahren Leistungsnachweisschlacht, war sicher auch zum Teil den MDK-Mitarbeitern geschuldet. Doch ist es falsch, wenn dem MDK immer die Schuld an derlei Auswüchsen gegeben wird. Hier ein Späßchen, in dem viel Wahrheit steckt:

1985: Die Pflegekraft bereitet einer Pflegebedürftigen das Frühstück. Sie dokumentiert nichts, es gibt noch keine flächendeckende Verpflichtung hierzu.

1986: Die Dokumentationspflicht wird eingeführt.

---

2 MDS (2018): Fragen und Antworten zur neuen Qualitätsprüfung für Pflegeheime ab 2019. Essen, S. 3. Im Internet: https://www.mds-ev.de/themen/pflegequalitaet/qualitaetspruefungen.html, Zugriff am 09.01.2019

1990: Die Pflegekraft bereitet der Pflegebedürftigen nicht mehr nur ihr Frühstück. Sie dokumentiert zudem im Leistungsnachweis mit Handzeichen, dass sie das Frühstück gegeben hat und schreibt im Bericht: »Fr. M. hat gut gegessen.«

1995: Die Pflegeversicherung und die Qualitätsprüfungen werden eingeführt. Der MDK übernimmt die Rolle des »Ordnungshüters«. Die bisherige Dokumentation genügt nicht mehr.

1995: Die Pflegekraft bereitet einer Pflegebedürftigen das Frühstück. Sie dokumentiert im Leistungsnachweis mit Handzeichen, dass sie das Frühstück gegeben hat und schreibt im Bericht: »Fr. M. hat gut gegessen.«
Der MDK-Mitarbeiter kommt erstmals ins Haus und kritisiert, der Eintrag sei nichtssagend: Was heißt »gut gegessen«? Stattdessen müsse die Pflegekraft z. B. schreiben: »Fr. M. hat zwei Scheiben Brot gegessen.«

2000: Wir entwickeln uns weiter und hören auf den MDK. Die folgsame Pflegekraft bereitet einer Pflegebedürftigen nicht nur das Frühstück. Sie dokumentiert im Leistungsnachweis mit Handzeichen, dass sie das Frühstück gegeben hat und schreibt im Bericht: »Fr. M. hat zwei Scheiben Brot gegessen.«
Nun kommt ein anderer MDK-Prüfer und kritisiert, der Eintrag sei nicht individuell genug. Man sehe nicht, womit das Brot belegt war (Wurst oder Käse?). Schließlich sei individuell und handlungsleitend zu dokumentieren.

2005: Die Anpassung an den MDK nimmt neue Formen an: Die MDK-konforme Pflegekraft bereitet einer Pflegebedürftigen das Frühstück. Sie dokumentiert im Leistungsnachweis mit Handzeichen, dass sie das Frühstück gegeben hat und schreibt im Bericht: »Fr M. hat zwei Scheiben Brot gegessen, eine mit Wurst und eine mit Käse.«
Der MDK-Prüfer kritisiert, der Eintrag sei noch immer nicht individuell genug: Man müsse auch die Biografie beachten! Wurst sei nicht gleich Wurst. Also: Mit welcher Wurst und welchem Käse wird das Brot belegt? Streichwurst oder Salami?

2010: Die Jahre gehen ins Land, wir glauben alle Prüfer zu kennen. Die folgsame Pflegekraft bereitet einer Pflegebedürftigen das Frühstück. Sie dokumentiert im Leistungsnachweis mit Handzeichen, dass sie das Frühstück gegeben hat und schreibt im Bericht: »Fr. M. hat zwei Scheiben Brot gegessen, eins mit Streichwurst und eins mit Goudakäse.«
Der MDK-Prüfer und kritisiert, man sehe nicht, wie viele Kalorien diese Brote haben und schließlich sei Streichwurst nicht gleich Streichwurst, das alles ist zu ungenau.

2015: Die Entbürokratisierung der Pflegedokumentation läuft!
Die folgsame Pflegekraft bereitet einer Pflegebedürftigen das Frühstück. Sie dokumentiert im Leistungsnachweis mit Handzeichen, dass sie das Frühstück gegeben hat und schreibt im Bericht: »Fr. M. hat zwei Scheiben Brot gegessen, eine mit Streichwurst Marke TEEWURST von Gutfreund und eine mit Mai-Goudakäse der Firma Anja, insgesamt 597 kcal.«
Der geschulte MDK-Prüfer kritisiert, der Eintrag sei völlig unnötig, denn man sehe in der SIS®, was der Pflegebedürftige gerne esse und auch seine Essgewohnheiten. Das reiche vollkommen aus, es wäre kein weiterer Eintrag im Pflegebericht nötig und auch kein Leistungsnachweis. Schließlich gilt das »Immer-so-Prinzip«. Die Pflegekraft muss nichts mehr eintragen, außer die Pflegebedürftige esse nicht wie gewohnt.

2019: Wir haben gelernt, nicht mehr alles zu schreiben, sondern unserer Planung in Maßnahmen und der SIS® zu glauben. Die folgsame Pflegekraft bereitet einer Pflegebedürftigen das Frühstück und dokumentiert – nichts!
Nun kommt ein MDK-Prüfer und meint: »Über Wochen nichts zu dokumentieren sei doch zu wenig, man müsse doch wenigstens ...«

So oder so ähnlich haben viele Pflegekräfte in der Vergangenheit MDK-Prüfungen erlebt. Der eine Prüfer verlangte dieses, ein anderer jenes. Aber können wir wirklich dem MDK für diese Misere allein die Schuld geben? Nein! Schon 1889 schrieb Agnes Karll: *»Will die Schwester nicht wie bisher Amboß* *sein, muß sie eiligst anfangen, Hammer zu werden und ihr Geschick nicht willenlos aus den Händen anderer zu nehmen, sondern es selbst zu gestalten.«*

Hätten wir, wie von Agnes Karll vor 130 Jahren bereits gefordert, unsere Geschicke nicht willenlos in MDK-Prüferhände gegeben, sondern uns positioniert, hätten wir es von je her einfacher gehabt.

Tipp

Wenn ein MDK-Prüfer etwas fordert, haben Sie den Mut zu fragen: »Wo steht das?« Legen Sie sich die QPR mit ihren Anleitungen zu jeder Frage bereit. Steht die Anforderung nicht im Prüfkatalog, sollten Sie dem Prüfer nicht folgen. Im Zweifel handelt es sich nur um einen persönlichen Wunsch des Prüfers – und ein anderer Prüfer würde etwas völlig anderes verlangen.

3. Fehler: **Die Annahme, der MDK sei zur SIS® gut geschult**

»Um den Erfolg des Projektes zu unterstützen, hat der MDS in Seminaren 120 Multiplikatoren der MDK, des PKV-Prüfdienstes und der Heimaufsichtsbehörden der Bundesländer geschult. Die Multiplikatoren schulen alle Prüfer der MDK, sodass diese auf Qualitätsprüfungen in Pflegeeinrichtungen mit der vereinfachten Pflegedokumentation gut vorbereitet sind.«[3] Aber: Wenn man bundesweit nur 120 Multiplikatoren schult, bedeutet das, alle anderen Prüfer (also die übrigen rund 2800) sind nur aus zweiter Hand informiert.

---

3 https://www.mds-ev.de/themen/pflegequalitaet/entbuerokratisierung.html

Interessant ist auch das Fortbildungskonzept des MDK, das ebenfalls vom MDS vorgegeben wird. Auch hier hat nur der MDS die Hoheit über Regelwerke.

Im Fortbildungskonzept 2019 sieht man deutlich, dass die Prüfer bei Qualitätsprüfungen bzw. die Gutachter zur Einstufung nicht wochenlang geschult werden. Vielmehr setzt man seitens des MDS auf das Selbststudium durch die MDK-Mitarbeiter. Stellen Sie sich vor, in Ihrem Betrieb sieht das erste halbe Jahr Einarbeitung so aus wie das MDS-Konzept für die MDK Mitarbeiter vorsieht (▶ Abb. 1).

Diese Abbildung macht klar: Die MDK-Mitarbeiter gehen ohne jegliche Schulungen an den Start. Erst nach etwa einem halben Jahr bekommen sie eine sogenannte Schulung der Prüfkompetenz nach § 114 SGB XI[4]. Die Inhalte dieser dreitägigen Fortbildung:

- *»Grundlagen zur Qualitätssicherung in der Pflege*
- *Rahmenbedingungen und Prüfansatz des MDK*
- *aktuelle Rechtsprechung zu Transparenzberichten*
- *Entbürokratisierung in der Pflege*
- *Heimgesetz und Heimaufsicht*
- *Anwendung der MDK-Anleitungen*
- *Hygiene in der Pflege«*

Sie sehen: Im großen Programm ist das Strukturmodell nur ein Baustein unter vielen. Wie sollen Prüfer mit dieser Schulung dann wirklich fit in Sachen Strukturmodell und SIS® sein?

---

4 Vgl. MDS (2018): Seminarprogramm des MDS 2019. 28. völlig überarbeitete Neuauflage. Essen, S. 100

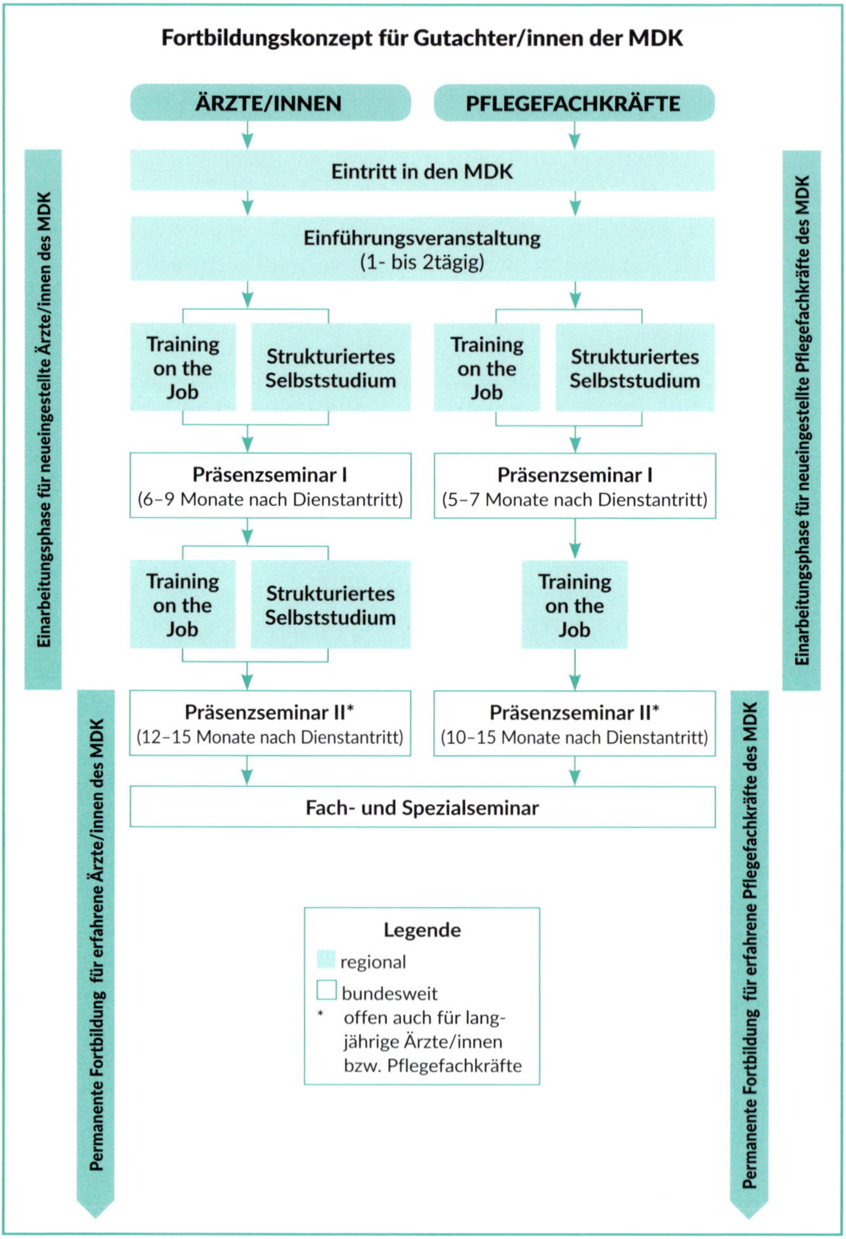

Abb. 1: Fortbildungsmatrix für MDK-Mitarbeiter.

Fazit **Vertrauen Sie nicht auf gut geschulte MDK-Prüfer**

Gehen Sie nicht automatisch davon aus, dass die Prüfer umfassend geschult sind. Letztlich muss sich aber jeder an die QPR halten. Auch Sie, als Beteiligte bei einer Prüfung, müssen sich strikt an die Erläuterungen zu den Prüffragen halten, und nicht an einzelne Prüfer mit mehr oder weniger Fachwissen.

4. Fehler: **Die Annahme, der MDK sei unfehlbar**

In der Vergangenheit wurden immer wieder Audits der Qualitätsprüfer durchgeführt: *»Erfahrene Prüferinnen und Prüfer begleiten als Auditoren Prüfende eines anderen Medizinischen Dienstes bei einer Qualitätsprüfung und blicken ihnen über die Schulter.«*[5] Bei der letzten Überprüfung (2017) kam heraus: In 97,4 %[6] der überprüften MDK-Prüfer waren Auditoren und Prüfer einer Meinung, kamen also zum selben Ergebnis. Das klingt zunächst gut. Aber auf alle Einrichtungen in Deutschland übertragen bedeutet das, dass es bei 676 geprüften Einrichtungen Unterschiede zwischen den Prüfern und Auditoren bzw. Fehlentscheidungen der MDK-Prüfer gab.

Interessant sind auch die Ausführungen im Abschlussbericht[7] zu den neuen Qualitätsprüfungsverfahren. Hier werden nicht nur Methoden aufgestellt, um die Qualitätsprüfungen messbarer zu gestalten. Es werden auch die Ergebnisse der Testprüfungen aufgeführt. Im Vorfeld erhielten alle Prüfer eine Vorbereitung und zweitägige Schulung sowie die Verfahrensbeschreibung, die Prüfbögen und Ausfüllhinweise. Zum Abschluss der Schulungen wurden die Fragebögen vorgestellt und erörtert sowie Rückfragen geklärt. Man sollte denken, das genügt an Vorbereitung, um eine entspannte Testprüfung und reibungslose Prüfung durchzuführen.

---

5 https://www.mds-ev.de/themen/pflegequalitaet/qualitaetssicherung-der-qualitaetspruefung.html

6 Ebd.

7 Wingenfeld K, Stegbauer C, Willms G, Voigt C, Woitzik R (2018): Abschlussbericht: Darstellung der Konzeption für das neue Prüfverfahren und die Qualitätsdarstellung

Diese Testprüfungen wurden 2018 mit MDK-Prüfern in Einrichtungen, die sich freiwillig zur Verfügung stellten, durchgeführt. Im Vorfeld wurden die Prüfer auf das neue Prüfverfahren eingestellt und auch geschult. Dennoch ist das Ergebnis[8] zu den Bewertungen durch die MDK-Mitarbeiter erschreckend:

Bei 26 Testprüfungen mit Plausibilitätskontrolle waren insgesamt 260 einzelne Bewertungen zur Plausibilität vorzunehmen. Bei 23 Einzelbewertungen stimmten die Angaben nicht. *»Bei 12 der 23 unterschiedlichen Bewertungen stellten die Prüfer unterschiedliche Sachverhalte fest, d. h. sie führten unterschiedliche Auffälligkeiten als Begründung für ihre jeweilige Bewertung an. ... Es muss ungeklärt bleiben, ob diesen Bewertungen bereits unterschiedliche Wahrnehmungen der Situationen zugrunde lagen, da die Prüfer, die keine Auffälligkeiten festgestellt haben, in der Regel auch keine Angaben zur Situation gemacht haben.«*[9]

»Von den 115 Abweichungen trifft für 55 Fälle zu, dass eine unterschiedliche Bewertung eines gleich beschriebenen Sachverhaltes vorlag.«[10]

13 von 34 Prüfern verstanden die Informationen nicht eindeutig und konnten dem Ablauf der Prüfung nicht folgen.[11]

»Bei 13 von 50 Doppelprüfungen beschrieben die Prüfer in Bezug auf die gleiche Situation unterschiedliche Sachverhalte, die sie zudem unterschiedlich bewerteten.«[12] D. h. die Prüfer hielten sich nicht an die Verfahrensbeschreibungen.

Das bedeutet in Zahlen:
- ein Drittel der Prüfer wusste nicht richtig Bescheid,
- ein Viertel der Prüfer hat die Erläuterungen zu den Prüffragen ggf. ignoriert und ihr eigenes Ding gemacht,

---

8 Ebd., S. 136 und 148
9 Ebd., S. 136
10 Ebd., S. 137
11 Ebd., S. 148
12 Ebd., S. 135

- eine Prüferin ging die Prüfung nicht weit genug, sie wollte Medizinprodukte geprüft wissen, die Biografie in der Körperpflege, den PDCA Zyklus etc.,
- nur die wenigen übrigen Prüfer leisten eine passable Arbeit.

Fazit **Nicht alle Prüfer sind Überflieger**

MDK-Prüfer sind nicht unfehlbar. Schauen Sie in die Prüfanleitung und glauben Sie nur das, war dort steht. Prüfer muss man im Zweifel fragen: »Wo steht das?«, statt ihnen blindlings zu folgen.

2 Das Strukturmodell – die Handhabung

Das Strukturmodell, von vielen vereinfacht SIS® (obwohl die nur ein Teil davon ist) genannt, brachte einen Paradigmenwechsel in der Pflege und führte zum ersten großen Umdenken: Weg von der rein pflegerischen Einschätzung der Pflegeprobleme, wie wir sie aus den letzten 40 Jahren Altenpflege kannten.

Nachdem wir durch Liliane Juchli 1977 erstmals im deutschsprachigen Raum ein Modell zur Planung der Pflegeprobleme erhielten und diese »Aktivitäten des täglichen Lebens« (ATL) schließlich 1984 durch »Aktivitäten und existenziellen Erfahrungen des Lebens« (AEDL) von Monika Krohwinkel sukzessive abgelöst wurden. Endlich gab es mit Monika Krohwinkel nach langen Jahren eine Deutsche, die ein Pflegemodell kreierte. Nicht verwunderlich also, dass man jahrzehntelang ihrem Vorgehen der AEDL folgte.

Info

Ob ATL oder AEDL – Der Nachteil all dieser Modelle war und ist: Sie basieren auf alten Erkenntnissen und wurden jahrzehntelang nicht wirklich weiterentwickelt.

5. Fehler: **Das Strukturmodell wird wie ein Pflegemodell behandelt**

Es war lange schon an der Zeit, eine grundlegende Änderung herbeizuführen. Und damit auch der häufig angstgetriebenen Dokumentation, dies oder jenes könne auch noch dokumentiert werden, ein Ende zu setzen. Je mehr desto besser schien die Devise all die Jahre und kaum jemand hat versucht zu entbürokratisieren.

Als der Gesetzgeber 2009 die Entbürokratisierung ins Gesetz schrieb (Pflegeweiterentwicklungsgesetz) glaubte viel kaum daran, dass sich etwas ändern würde. Tatsächlich geschah nach 2009 zu diesem Thema nicht allzu viel. Erst 2011 wurde klar, es wird was kommen. *»In einer 2013 von Kitson et al. vorgestellten Synthese von Publikationen aus Pflege, Medizin und Gesundheitspolitik zu der Frage, welches die Kernelemente einer ›Person-Zentrierten Praxis‹ sind, identifizierten die Autorinnen drei Kernthemen:*

(1) Partizipation der ›zu-Pflegenden‹;

(2) Beziehung zwischen ›zu-Pflegenden‹ und den professionell Tätigen sowie

(3) der Kontext, in dem Pflege angeboten wird.«[13]

Diese drei Kernelemente sollten die Grundlage darstellen für eine noch nie dagewesene Betrachtungsweise im Pflege- und Beziehungsprozess. Im Strukturmodell kommt erstmals der zu Pflegende als erster zu Wort. Erst dann schätzt der Pflegeprofi die Probleme und Ressourcen ein. Außerdem: Was auch immer die Fachkraft einschätzt, ohne den zu Pflegenden geht es nicht. Letztlich muss ein Aushandlungsprozess her, wenn Profi und Hilfsbedürftiger nicht von allein zusammenkommen.

---

[13] Roes M (2014): Pflegewissenschaftliche Einordnung Strukturmodell/SIS®/Risikomatrix. Veranstaltungsreihe der BAFGW Katholische Akademie, Kardinal Wendel Haus am 29. September 2014.

Aber eines nach dem anderen. Schauen wir auf das Strukturmodell. Es besteht aus vier Kernbereichen und ist somit ein vierschrittiger Pflegeprozess:

1. SIS® (Strukturierte Informationssammlung)
2. Maßnahmenplanung (in welcher Art auch immer)
3. Bericht zur Dokumentation von Abweichungen und Besonderheiten
4. Evaluation

Das allein ist schon eine Entbürokratisierung zu dem seit Jahrzehnten angewandten Pflegeprozess nach Fiechter und Meier. Denn das Strukturmodell macht aus zwei Schritten, 1. Schritt Anamnese/Informationssammlung und 2. Schritt Problem-Ressourcenplanung nur einen Schritt.

Der 3. Schritt, die Ziele, und der 5. Schritt, der Leistungsnachweis (Grundpflege), fallen beim Strukturmodell ebenfalls weg.

Die SIS® beherbergt die Anamnese, Informationen, Wünsche, Bedürfnisse, Biografie, Problem und Ressourcen und nicht zu vergessen die Risikomatrix.

Fazit **Toller Nebeneffekt der Entbürokratisierung**

Ein einziger Vordruck, die SIS®, ersetzt gleich zwei bis drei herkömmliche Vordrucke und mindestens fünf Assessments.

6. Fehler: Das Strukturmodell wird als Musterdokumentation gesehen

Das Strukturmodell ist keine Dokumentation und auch keine abschließende Ausführung. Es ist eine Grundhaltung, die viele bisherigen Prinzipien der Dokumentation überprüft und verändert hat.

Das Strukturmodell nimmt nur Bezug auf vier Schritte des Pflegeprozesses. Es finden sich darin keine Aussagen zu Vitalzeichen, Wunddokumentation etc. Und selbst Maßnahmenplan und Pflegebericht werden nicht als

Formvordruck vorgegeben. Warum das so ist, erklärt Elisabeth Beikirch, ehemalige Ombudsfrau zur Entbürokratisierung der Pflege: »*Wir wollten keine Musterdokumentation, sondern eine Empfehlung für eine Grundstruktur der Pflegedokumentation vorlegen ... Die Träger können selbst entscheiden, ob sie das Dokumentationssystem an die eigenen Bedürfnisse anpassen. Wir geben nur den Rahmen vor, allerdings mit strengen Spielregeln, damit die Effekte auch einsetzen.*« [14]

Fazit **Grundstruktur einer Dokumentation**

Das Strukturmodell mit seinen vier Grundelementen (SIS®, Maßnahmenplan, Berichteblatt, Evaluation) ist nur ein Teil einer Dokumentation, die jede Einrichtung selbst gestalten kann.

7. Fehler: Annahme, das Strukturmodell sei eine Pflicht für alle Einrichtungen

Weder in der Berufsordnung der Alten- und Krankenpflege noch in den Sozialgesetzbüchern werden Pflegemodelle, Dokumentationsmodelle oder Vorgehensweisen zur Dokumentation geregelt. Das bedeutet, der Gesetzgeber hat sich noch nie in die Art der Dokumentation eingemischt, weder auf Bundes- noch auf Landesebene. Im SGB XI steht lediglich in § 113: »*In den Vereinbarungen sind insbesondere auch Anforderungen an eine praxistaugliche, den Pflegeprozess unterstützende und die Pflegequalität fördernde Pflegedokumentation zu regeln.*« Mehr ist im gesamten Gesetz hierzu nicht zu finden.

Im Gegenteil: Sehen wir uns das Krankenpflegegesetz an, so steht in § 3 Abs. 2 ein Satz, der sich auf die Ausbildung bezieht: »*Die Ausbildung für die Pflege nach Absatz 1 soll insbesondere dazu befähigen,*

[14] Vgl. Care Konkret 43/2015. Vincentz Network, Hannover.

1. die folgenden Aufgaben eigenverantwortlich auszuführen:
a) Erhebung und Feststellung des Pflegebedarfs, Planung, Organisation, Durchführung und Dokumentation der Pflege,
b) Evaluation der Pflege, Sicherung und Entwicklung der Qualität der Pflege…«

»Eigenverantwortlich« ist hier das entscheidende Stichwort.

Fazit **Es gibt keine Pflicht zur Entbürokratisierung**

Da es keine Gesetze zu Art und Umfang einer Dokumentation gibt, kann auch das Strukturmodell nicht zur Pflicht werden.

8. Fehler: **Keine Probleme, Ressourcen und Ziele in der SIS®**

Natürlich ist die Anwendung des Strukturmodells ein Pflegeprozess. Und natürlich geht es wie bei einem Pflegemodell darum, Probleme, Ressourcen und Ziele zu erfassen. Allerdings wird nicht wie in den »alten« Planungen vorgegangen, wo sich in der Pflegeplanung die folgenden drei Spalten fanden:

1. Probleme/Ressourcen
2. Ziele
3. Maßnahmen

Der pflegebedürftige Mensch wird aber nun ganzheitlich in sogenannten Themenfeldern betrachtet: *»Der Verzicht auf die Schritte 2 und 3 des 6-phasigen Pflegeprozessmodells dient keineswegs nur dem Ziel der Aufwandsreduktion. Ziel ist vielmehr die Abkehr von einer Vorstellung der ›Zerlegung‹ des Menschen in einzelne ›Probleme‹ / ›Diagnosen‹ / ›Ressourcen‹, die in einem linearen Prozess ›gelöst‹ werden.«*[15]

[15] Die Beauftragte der Bundesregierung für die Belange der Patientinnen und Patienten sowie Bevollmächtigte für die Pflege (2017): Informations- und Schulungsunterlagen zur Einführung des Strukturmodells in der ambulanten, stationären und teilstationären Langzeitpflege. Version 2.0. Berlin. S. 61

Das heißt konkret:

1. Die Probleme und Ressourcen stehen in der SIS®,
2. die Ziele ergeben sich aus den Maßnahmen sowie den Wünschen und Bedürfnissen, die aus Sicht des Klienten erfasst sind,
3. die Maßnahmen stehen im Maßnahmenplan, auch Tagesstruktur oder Ablaufplan genannt.

9. Fehler: **Die Annahme, bei der SIS® gäbe es nur eine Meinung**

Natürlich gibt es Anwenderunterlagen, natürlich gab es Multiplikatoren- und Anwenderschulungen. Aber hat das die unterschiedlichen Meinungen beseitigt? Bei weitem nicht. Denn selbst wenn 100 Zuhörer, etwa Multiplikatoren, einem Referenten zuhören, hört doch jeder etwas anderes. Und wenn diese unterschiedlichen Informationen durch die Multiplikatoren jeweils an weitere 100 Anwender gegeben werden, sind das schon 10.000 Meinungen über das ursprünglich Gehörte. Diskutieren dann die Anwender noch untereinander darüber, wie man dies oder jenes schreibt, kommen wiederum unterschiedliche Antworten heraus.

Und so geht es weiter, wie im Schneeballsystem. Man hört dies und hört jenes. Und wer hat Recht?

- Der Vorgesetzte, der sagt: »Ich möchte das so, weil …«
- Der Heimaufsichtsmitarbeiter, der vermeintlich weiß, wie es am besten geht.
- Der Mitarbeiter des MDK, der zur Prüfung kommt und dies oder jenes erwartet.
- Der Auszubildende, der aus der Schule sein dort gehörtes Wissen einbringt.
- Der Autor, der nach bestem Wissen und Gewissen ein Buch über das Strukturmodell oder die Pflegedokumentation allgemein schreibt.
- Der Referent, der den Teilnehmern seine Perspektive der Dinge schildert.
- Der Kollege, der mit gutem Rat bei Fragen zur Seite steht.

Fazit **Jeder hat seine Meinung und Sicht auf die Dinge**

So lange es Menschen gibt, gibt es zu ein und derselben Sache eben unterschiedliche Meinungen. Wichtig ist nur, dass Sie stets fragen: »Wo steht das«?

10. Fehler: **Trotz SIS® zu viel Dokumentation**

In der Vergangenheit trauten sich die Pflegeeinrichtungen keine neuen Wege zu. Es fehlte ihnen schlicht an Mut, die vertrauten Pfade zu verlassen, es gänzlich anders zu machen, als die Einrichtungen ringsherum. Und so schrieben erst alle ihre Pflegeplanung nach den AEDL, und heute schreibt ein großer Teil eben nach der SIS® als Informationssammlung für die Ressourcen, Probleme, Wünsche und Bedürfnisse.

Die Pflege ist zu wenig kritisch, der alte Dokumentationswahnsinn in Teilen auch hausgemacht. Trotz Einführung des Strukturmodells erlebe ich in Einrichtungen noch immer zu viel Dokumentation. Wenn ich um Erklärung bitte, warum man so viel dokumentiert, bekomme ich oft eines oder mehrere der folgenden Argumente zu hören:

- »Wir möchten keinen Ärger mit dem MDK.«
  Dass nicht der MDK die Regeln macht, sondern der MDS, ist vielen nicht bekannt. Sie geben den Prüfern eine Macht, die diese weder verdienen noch nutzen sollten. (▶ 1. Fehler).
- »Das müssen wir so tun, das ist doch Pflicht!«
  Aber wo steht, was genau in der SIS® stehen muss? Wie diese formuliert sein soll? Weder im neuen MDK-Prüfkatalog noch in den Schulungsunterlagen von EinSTEP.
- »Unser Dokusystem lässt nichts anderes zu.«
  Die Dokumentationshersteller haben ein natürliches Interesse daran, etwas zu verkaufen. Wenn es ihnen gelingt, statt einer DIN A4-Seite eine größere, eine DIN A3-Seite zu kreieren, oder in der EDV noch eine weiter Datenmaske, umso besser. Gern gestalten Doku-Hersteller Vordrucke

und Datenmasken auch so, dass man fälschlicherweise annimmt, diese müssten so geschrieben werden.

- »Die Auszubildenden lernen das so.«
  Das ist leider wahr. Es gibt kaum eine Berufsfachschule in Deutschland, die anderes lehrt als das Übliche. Man bringt den Auszubildenden also nicht Vielfalt und Meinungsbildung bei, sondern scheinbar für alle verbindliche Regeln. Einerseits haben Schulen sicherlich Vorgaben für die Lehrpläne, andererseits ist aber niemand gezwungen, früher die AEDL oder heute das Strukturmodell als das einzig Wahre und Mögliche darzustellen. Dass man zudem in einigen Schulen die Anforderungen aus der Praxis missachtet, ist schädlich für die Entwicklung der Auszubildenden. So hören sie in der Schule kaum etwas von Heimaufsichtsanforderungen, Gesundheitsamt oder MDK. Ich kenne keine Schule, die mit den Auszubildenden mal die Prüfkriterien aufgreift und den Pflichtlehrstoff zur Analyse daneben legt. Den Auszubildenden sollte Meinungsfreiheit und -vielfalt ebenso beigebracht werden wie die berechtigte Frage: Wo steht das? Mit einem Lehrstoff des immer gleichen Inhalts zur Dokumentation, kann kaum Entwicklung stattfinden.
- »Das machen wir schon immer so und wir haben damit gute Erfahrungen gemacht.«
  Auch dieser Ausspruch begleitet viele, insbesondere Leitungskräfte. Doch es gilt das andere Motto: Wer stillsteht, ist morgen von gestern. Es ist ein offenes Geheimnis, dass schwache Leitungskräfte noch schwächere Mitarbeiter suchen und nur starke Leitungskräfte nach Gleichgesinnten Ausschau halten. Wer die Veränderung scheut, wird erstens nicht bestehen und zweitens mehr arbeiten müssen. Wer nicht zur Änderung bereit ist, muss viel Energie in das Abschotten stecken, ins Kleinhalten von Mitarbeitern, die nach Neuerung fragen.

Um es mit Gustav Heinemann zu sagen: *»Wer nichts verändern will, wird auch das verlieren, was er bewahren möchte.«*

- »Die können sich doch nicht einigen!«
  Viele Mitarbeiter und Leitungskräfte beschränken sich so in ihrer Meinungsfreiheit. Sie hören einem Referenten bei einer Fortbildung zu, nehmen dessen Gedanken auf und setzen Teile davon um. Dann kommt ein Prüfer (MDK oder Heimaufsicht) und sagt: »So geht das nicht!« Also wird die SIS® erneut geändert. So lange, bis die Prüfer zufrieden sind. Das gilt dann, bis der Nächste kommt, der wieder eine andere Meinung hat. Dann wird aufs Neue geändert. Wer so agiert, kommt nicht weiter, befriedigt mitunter nur die Bedürfnisse Einzelner.

Fazit **Leben Sie mit einer großen Vielfalt an Meinungen**

… aber scheitern Sie nicht daran! Folgen Sie nicht jedem blind, der gerade das Sagen hat. Lassen Sie drei Prüfer des MDK auf eine Pflegeplanung schauen – Sie werden drei unterschiedliche Meinungen hören. Fragen Sie dann noch einen Kollegen, die Schule oder einen Dozenten. Und noch mehr Meinungen kommen hinzu. Hören Sie sich jede Meinung an, das macht Sie nicht dümmer, aber entscheiden Sie selbst.

11. Fehler: **Aus sechs Schritten des Pflegeprozesses werden einfach nur vier**

In der Modellanwendung gibt es die typischen Fehler, dass man den Pflegeprozess von Fiechter und Meyer wie wir ihn seit Jahrzehnten anwenden, entweder so weiterführt oder bis heute nicht richtig hat. Wer den Pflegeprozess, egal welchen, in seinem Kreislauf nicht anwenden kann, wird in der Pflegedokumentation immer wieder die gleichen Fehler machen.

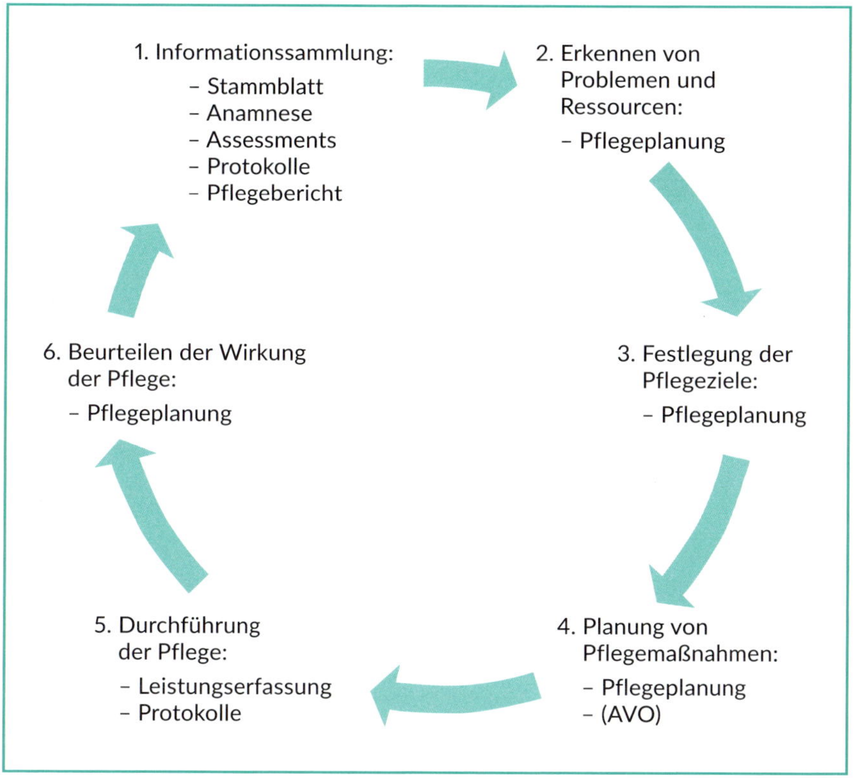

Abb. 2: Das Regelkreismodell des Pflegeprozesses nach Fiechter und Meier 1981.

Der Pflegeprozess im Strukturmodell ist verkürzt auf vier Schritte, aber auch hier gilt, er muss rund sein:

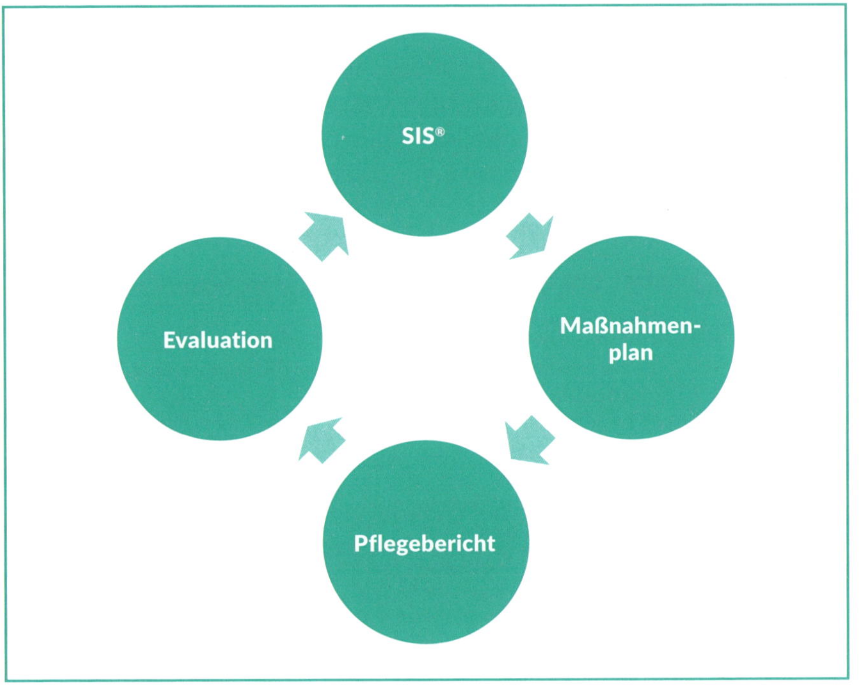

Abb. 3: Der Pflegeprozess im Strukturmodell.

Ein Pflegeprozess, ganz egal welcher, ist wie eine Waage, die immer ein ausgeglichenes Verhältnis anzeigen soll. Das bedeutet: Was an Problemen und Risiken da ist, dem muss mit entsprechenden Maßnahmen entgegengetreten werden.

Beispiel **Probleme und die richtigen/falschen Maßnahmen**

Falsch

- Problem: Gangunsicherheit, Sturzgefahr, Bewegungseinschränkung
- Maßnahmen: an Rollator erinnern, Stolperfallen entfernen, ausreichend Licht

Hier sieht man: Nichts passt zusammen, die Waage ist nicht ausgeglichen.

Richtig

- Problem: vergisst Rollator
- Maßnahme: an Rollator erinnern

Richtig

- Problem: Gegenstände wie Zeitung, Schuhe etc. liegen auf dem Boden
- Maßnahme: Stolperfallen beseitigen

Richtig

- Problem: zieht nach Unfall rechtes Bein nach
- Maßnahme: Kraft- und Balancetraining

12. Fehler: **In den Themenfeldern fehlt die wörtliche Rede**

Den Klienten zuerst reden zu lassen, dann das Gesagte in wörtlicher Rede niederzuschreiben – das ist wirklich neu und wird von allen bisherigen Modellen nur in der SIS® beherzigt. Bis dato kam die Sicht des Pflegebedürftigen nur (wenn überhaupt) über Wünsche und Bedürfnisse sowie biografische Hinweise zum Tragen.

Die Themenfelder sind keine Pflegeplanung. Es geht nicht nur um eine veränderte Art der Dokumentation. Das wirklich Revolutionäre ist die veränderte Betrachtungsweise.

Das bedeutet, nicht Sie als Fachkraft schreiben, was Sie sehen und denken, oder welches Problem Sie beobachten, sondern zuerst kommt der Klient zu Wort. Er soll seine eigene Sicht auf die Dinge schildern. Er zieht sein rechtes Bein nach? Hat der Klient damit ein Problem? Er hat einen insulinpflichtigen Diabetes? Wie geht er damit um? Er hat eine demenzielle Erkrankung? Na und, wie sieht er seine Welt?

Deshalb kommt in jedem Themenfeld immer und ohne Ausnahme zuerst der Klient zu Wort. So steht es auch in den aktuellen Schulungsunterlagen von EinSTEP Seite 16 steht original:

»6 Themenfelder [Perspektive pflegebedürftige Person, pflegerelevante biografische Merkmale, fachliche Einschätzung der Pflegefachkraft und Risikobewertung, Verständigungsprozess]«[16] bzw.: *»Die Erfassung der Angaben der pflegebedürftigen Person zu ihren Gewohnheiten und Wünschen sowie der Eigenwahrnehmung ihres individuellen Unterstützungsbedarfs erfolgt im Originalton. Das Gespräch dient zum einen dazu, die Person – soweit sie es gestattet – mit ihren Bedürfnissen, Werten und Gewohnheiten kennenzulernen und andererseits den Unterstützungsbedarf aus ihrer Sicht zu erfassen.«*[17]

In vielen Einrichtungen finde ich ausgefüllte SIS®-Bögen, die am Ziel vorbeigehen, weil die wörtliche Rede in den Themenfeldern fehlt. Stattdessen hat die Fachkraft, wie früher in der Pflegeplanung, allein entschieden, was ein Problem und eine Ressource ist. Sie schrieb nur aus ihrer fachlichen Sicht und vergaß den Hauptakteur vollkommen.

[16] Die Pflegebeauftragte 2017, S. 16
[17] AaO., S. 19

Beispiel **Wenn die wörtliche Rede in den Themenbereichen fehlt**

Themenfeld 1
Fr. I. ist desorientiert in allen Bereichen, weiß nicht, wo sie ist, fragt ständig, wo sie hinmuss. Trägt eine Brille, ist schwerhörig.

Themenfeld 2
Fr. K. ist sturzgefährdet, vergisst ihren Rollator, kann nicht allein aufstehen, findet ihr Zimmer nicht.

Themenfeld 3
Hr. H. hat einen insulinpflichten Diabetes mellitus und kann sich nicht spritzen. Weitere Diagnosen: Herzinsuffizienz und Demenz.

Themenfeld 4
Fr. T. benötigt Hilfe bei der Körperpflege. Findet die Toilette nicht, ist untergewichtig. Gefahr der Mangelernährung.

Themenfeld 5
Tochter kommt regelmäßig zu Besuch, kümmert sich um persönliche Belange.

Die Perspektive des Pflegebedürftigen zuerst, unbedingt und ohne Wenn und Aber. Auch wenn der Klient demenziell verändert sein sollte und seine Sicht auf die Welt eine andere als unsere ist. Gerade dann wird es doch spannend. Wenn der demenziell veränderte Klient sagt: »Ich mache alles allein, ich bin froh, dass ich noch klar im Kopf bin«, weiß man schon, wie man mit diesem Klienten umzugehen hat. Nicht bevormundend jedenfalls.

Beispiel **Beispiele einer gut geführten SIS®**

Themenfeld 1
Fr. K.: »Zum Glück bin ich noch klar im Kopf und weiß, was ich will. Was ich hören will, höre ich und ich lese jeden Tag meine Zeitung.«
PK: Fr. K. denkt, sie sei zur Kur und spricht jeden ungehindert an, wenn sie etwas wissen möchte. Sie liest/blättert gern Zeitschriften durch und hört gut, wenn man ihr leise und deutlich ins rechte Ohr spricht.

Themenfeld 2
Fr. J.: »Ich bin schon immer im Turnverein 1905. Ich habe viel gewonnen (lacht), heute wollen die Beine nicht mehr richtig, aber ich komme hin, wo ich hinwill, wenn nicht, frag ich.«
PK: Fr. J. vergisst ihren Rollator, hat ohne diesen keinen Halt, geht schnell und ataktisch. Sie steht nicht allein aus dem Bett auf, im Bett bewegt sie sich selbst. Kein Kontrakturrisiko, beidseits Hüft- und Knieprothesen.

Themenfeld 3
Fr. G.: »Ich bin nicht krank, ich bin alt, na und. Ich hab Zucker und weiß, was ich essen darf, ich bin kein Kind.«
PK: Fr. G. isst gern Süßspeisen, trinkt alles, was sie will, gern abends ein Bier, das ihr die Kinder mitbringen.

Themenfeld 4
Fr. U.: »Ich mach alles allein, zum Glück brauch ich niemanden, und dicht bin ich auch noch (lacht).«
PK: Fr. U. würde sich am Waschbecken nur unzureichend waschen, vergisst ihre Inkontinenz und vergisst Intimbereich abzuputzen oder zu waschen. Zieht Inkomaterial aus, wenn sie tagsüber allein zur Toilette geht. Nachts äußert sie keinen Harndrang. Wiegt zw. 50-53 kg, keine Gefahr der Mangelernährung, trägt seit jeher Konfektionsgröße 38.

Themenfeld 5
Fr. Z.: »Ich habe anständige Kinder, aus allen ist was geworden. Ich geh auch wieder heim, wenn ich wieder gesund bin. Aber erst mal erhole ich mich. Hier muss ich nichts machen, ihr kümmert euch ja um mich.«
PK: Tochter Berta kommt meist zweimal pro Woche, kümmert sich um persönliche Belange. Tochter Irma kommt meist am Wochenende, da sie beruflich sehr eingespannt ist. Sie geht mit der Mutter spazieren oder Kaffee trinken. Die beiden Söhne wohnen weit weg, halten telefonisch Kontakt, kommen unregelmäßig, aber immer zu Feierlichkeiten der Familie.

Fazit **Die Sprache zeigt den Klienten**

Gerade die wörtliche Rede, die Sichtweise und Perspektive der Klienten geben die nötigen Einblicke, um eine gute Versorgung einzuleiten. Wenn Sie Themenfelder füllen, beachten Sie bitte diese Grundregel.

13. Fehler: **Die Angehörigen kommen in der SIS® nicht zu Wort**

Wie gerade gesagt, ist die wörtliche Rede des Klienten das A und O einer SIS®. »*Die Hinzuziehung der Erfahrungen und Einschätzungen von Angehörigen und ggf. von Betreuern ist eine wichtige Option, falls die pflegebedürftige Person aufgrund ihrer körperlichen oder kognitiven Situation keine Aussagen mehr treffen kann.*«[18] Das macht klar: Die Sichtweisen der Bezugspersonen um den Klienten herum sind auch wichtig.

Fazit **Beachten Sie die Angehörigen**

Nutzen Sie die wörtliche Rede nicht nur, um genau aufzuschreiben, was Ihr Klient gesagt hat. Wenden Sie die gleiche Technik auch auf dessen Bezugspersonen an.

14. Fehler: **Die SIS®-Themenfelder werden falsch befüllt**

Wenn Sie Fehler 12 lesen denken Sie vielleicht: »Mein Gott, wie viel Text!« Stimmt. Da steht wesentlich mehr Text als in den negativen Beispielen. Aber was ist die Alternative zu den negativen Beispielen? Geben Sie wirklich genügend Hinweise für die Versorgung und den Umgang mit dem Klienten? Erkennt man darin dessen Charakter und weiß mit diesem Menschen umzugehen?

---

[18] Ebd.

Auch wenn es Zeichenbegrenzungen gibt, die Themenfelder der SIS® reichen immer. Probieren Sie doch mal eine dieser Möglichkeiten aus:

1. Überprüfen Sie, ob Sie den Platz falsch genutzt haben. Stehen z. B. schon Maßnahmen (»bekommt ihr Essen mundgerecht bereitet, wird zur Toilette begleitet, mag morgens Honigbrötchen, trinkt ihren Kaffee schwarz mit 2 Löffel Zucker«) in den Themenfeldern?
2. Sollten Sie in einem Themenfeld akuten Platzmangel haben, lesen Sie nochmal, was ggf. in den Maßnahmenplan übernommen werden kann. Es ist auch nicht schädlich, die Wünsche und Bedürfnisse des Klienten dort hineinzunehmen.
3. Auch die Beschreibung des Charakters des Klienten, wie er sich zeigt und gibt, kann von der SIS® in die Grundbotschaft der Maßnahmenplanung übergehen.

Fazit **Der Platz in den Themenfeldern reicht immer aus**

Auf jeden Fall dann, wenn Sie sich auf die wesentlichen Aussagen des Klienten beziehen und die Risiken abbilden. Sollte es einmal viele Wünsche und Bedürfnisse zu beschreiben geben, weichen Sie auf den Maßnahmenplan aus.

15. Fehler: **Die Annahme, SIS® brauche keine Biografiebögen**

Wenn Sie die SIS® richtig führen, enthalten alle Themenfelder die Originalaussage des Klienten. Seine Wünsche und Bedürfnisse, aber auch die biografischen Angaben. Das kann dazu führen, dass auf einen Biografiebogen verzichten.

Aber sicher nicht immer, denn bestimmte biografische Angaben finden ggf. in der SIS® keinen Platz. Das ist insbesondere dann der Fall, wenn Sie beispielsweise anhand des psychobiografischen Pflegemodells nach Böhm[19] in

[19] Böhm E (2018): Psychobiographisches Pflegemodell nach Böhm. Band 1 und 2. Facultas Verlag, Wien.

der Biografie nach anderen Lösungswegen im Umgang mit einem Menschen mit Demenz suchen. Hier werden sogenannte Interaktionsbögen geführt.

Dafür muss man weit in die Vergangenheit eines Klienten zurück, um bestimmte Handlungsweisen zu verstehen oder zu interpretieren. Insbesondere dann, wenn der Mensch mit Demenz keine eigenen Angaben mehr machen kann. Denn erst, wenn man das Verhalten des Menschen mit Demenz versteht, kann man gezielt auf seine Verhaltensweisen eingehen und so Lebensqualität erhalten oder herstellen.

So steht es auch als Antwort auf eine häufig gestellte Frage an EinSTEP: *»Das geschilderte Vorgehen zur Dokumentation biografischer Daten bei der Pflegedokumentation auf Grundlage des Strukturmodells schließt nicht aus, dass es im begründeten Einzelfall und im Sinne eines therapeutischen Settings sinnvoll und fachlich angemessen ist, spezielle Biografiearbeit zu leisten und die Erkenntnisse aus diesem Verfahren gegebenenfalls auch auf einem extra Bogen zu dokumentieren.«*[20]

16. Fehler: **Die Annahme, SIS® brauche immer Biografiebögen**

Wie gerade gesagt, können Sie auf Biografiebögen verzichten, müssen es aber nicht: *»Biografische Angaben der pflegebedürftigen Person werden im Rahmen der SIS® erhoben, wenn sie eine Relevanz für die derzeitige pflegerische Versorgung und Betreuung haben. Herkömmliche, separate Biografiebögen sind dem spezifischen Einzelfall vorbehalten und sollten ebenfalls in Ausprägung und Umfang im Hinblick auf die Nutzenstiftung zur Versorgung kritisch überprüft und ggf. entsprechend gekürzt werden.«*[21]

Ein weiteres Zitat zur Bekräftigung meiner Darstellung liefert EinSTEP auch auf seiner Webpräsenz: *»Im Praxistest hat sich bestätigt, dass die im Strukturmodell empfohlene Vorgehensweise zur Erfassung pflegerelevanter biografischer Aspekte die notwendigen Informationen für den pflegerischen Alltag be-*

---

[20] https://www.ein-step.de/haeufige-fragen/

[21] Die Pflegebeauftragte 2017, S. 93

reit stellt. Die routinemäßige Erfassung umfangreicher biografischer Daten auf einem eigenständigen Erhebungsbogen erscheint daher nicht erforderlich.«[22]

Fazit **Achten Sie auf Ihre Ziele**

Es kommt wesentlich auf die Ausrichtung und Intention der Einrichtung an, ob, und wenn ja, welche Art von Biografiebögen genutzt werden.

17. Fehler: Man lässt sich für die SIS® zu viel Zeit

Wenn ein neuer Klient aufgenommen wird, ist dieser Mensch einem natürlich fremd. Und es fällt entsprechend schwer, bestimmte Dinge einzuschätzen. Das betrifft sowohl die Themenfelder als auch die Risikomatrix. Trotzdem gilt: Man benötigt zwar Zeit, einen Menschen kennenzulernen, aber lassen Sie mit der SIS® nicht tagelang Zeit: »In der Praxis hat sich ein Zeitraum innerhalb von 24 Stunden bis zu einer Woche durchgesetzt.«[23]

Hinzu kommt, dass in der neuen Qualitätsprüfung ab November 2019 die Risikoaspekte bei neuen Klienten binnen 24 Stunden eingeschätzt sein müssen.

Wenn Sie das Risiko nicht sofort einschätzen und der Klient deshalb zu Schaden kommt, sieht das folglich nicht gut für die pflegerische Fürsorgepflicht aus. Wir Fachkräfte haben Krankenbeobachtung in der Ausbildung erlernt und nichts anderes wird hier verlangt: Die Einschätzung des Risikos bei einem Neukunden.

Auch die Themenfelder können zeitnah ausgefüllt werden:

[22] https://www.patientenbeauftragter.de/2-uncategorised/122-haeufige-fragen-zum-neuen-strukturmodell-3#5

[23] Die Pflegebeauftragte 2017, S. 28

- Wie lange benötigt man, um Themenfeld 1: Kommunikation und Kognition ausfüllen zu können? Oft nur ein Gespräch.
- Wie lange benötigt man, um Themenfeld 2, die Mobilität und Beweglichkeit, einschätzen zu können? Oft nur wenige Minuten.
- Wie lange braucht es, um Informationen für das Themenfeld 3, die krankheitsbezogenen Anforderungen und Belastungen, zusammenzutragen? Nicht selten nur ein Gespräch, wenn der Klient sofort mit seinen Belastungen loslegt.
- Wie lange braucht es, um die Selbstversorgung zu definieren? Ein Toilettengang, eine Mahlzeit und eine pflegerische Grundversorgung.
- Bei den Themenfeldern 5 und 6 ist es sicherlich sehr abhängig davon, wer wie differenziert Auskünfte erteilt. Kann ein Klient für sich sprechen, ist es möglich, das im ersten Gespräch bereits zu umreißen.

18. Fehler: **Eine SIS® wird nicht aktualisiert**

Wie bereits erläutert, bedarf es für viele zentrale Angaben keine tagelange Informationssammlung. Allerdings ist es auch so, dass die erste Einschätzung ggf. im Laufe der Zeit revidiert werden muss, weil der Klient ggf. zunächst andere Angaben zu sich machte, weil die fachliche Einschätzung doch daneben lag, weil der Klient sich schneller oder langsamer in der Einrichtung akklimatisierte etc. Wenn dies der Fall ist, bedarf es auch der Anpassung seiner Ersteinschätzung.

»Um Einschätzungen zu dokumentieren, die sich zu Beginn der Pflegeübernahme oder dem Einzug häufig erst sukzessive einstellen, bedarf es einer Entscheidung des Trägers, welcher Zeitraum und welches Vorgehen hierfür gewählt wird. In der Praxis hat sich ein Zeitraum innerhalb von 24 Stunden bis zu einer Woche durchgesetzt. Im Rahmen des Eingewöhnungsprozesses der pflegebedürftigen Person (z. B. nach vier bis sechs Wochen der Versorgung im ambulanten Bereich oder des Heimeinzugs) könnte erneut das Gespräch mit der pflegebedürftigen Person gesucht werden. Anhand der bis dahin vorliegenden Informationen und ggf. wesentlichen Veränderungen zu den bisherigen Eintragungen in der SIS®

könnte der Verständigungsprozess zu allen Themen in einer neuen SIS® dokumentiert werden.«[24]

19. Fehler: **In der Tagespflege dauert die SIS® länger**

Ein neuer Tagesgast ist eine Herausforderung in allen Belangen. Dieser Mensch kommt mit bestimmten Erwartungen, Wünschen und Bedürfnissen. Einige Gäste haben ihren festen Rhythmus für bestimmte Tätigkeiten daheim, können diesen unter Umständen in der Tagespflege nicht umsetzen. Hinzu kommt, dass der neue Tagesgast nicht nur fremd in der neuen Umgebung ist, er ist mitunter alleinlebend und sitzt nun plötzlich mit mehreren Menschen am Tisch. Und das über viele Stunden. So ist es nicht verwunderlich, dass einige Pflegekräfte sagen, die SIS® könne in der Tagespflege nicht innerhalb kürzester Zeit erstellt werden. Die Schulungsunterlagen 2.0 sehen das anders:

- *»In der Regel werden die SIS® Tagespflege und der daraus abzuleitende (vorläufige) Maßnahmenplan am Tag der Aufnahme, ggf. unter Hinzuziehung von Erkenntnissen aus einem Probetag oder Vorgesprächen, erstellt.*
- *An den nächsten Anwesenheitstagen, dies kann sich je nach Häufigkeit des Besuchs in der Tagespflege auf unterschiedliche Zeiträume beziehen, werden weitere Informationen im Berichteblatt gesammelt. Nach spätestens vier Anwesenheitstagen erfolgt dann eine interne Fallbesprechung und eine Überprüfung der bisherigen Planungen, die im Ergebnis eine Anpassung des vorläufigen Maßnahmenplans zur Folge haben kann (sog. ›kleiner Evaluationskreis‹).«*[25]

---

[24] AaO., S. 28 f.
[25] AaO., S. 112

Fazit **Beachten Sie die Schulungsunterlagen**

Es ist also davon auszugehen, dass die SIS® schon bei der Aufnahme, respektive dem Probetag, erstellt und die Risiken eingeschätzt werden. Bereits nach vier Anwesenheitstagen wird evaluiert, ob die erste Erhebung zutrifft.

20. Fehler: **Für Kurzzeitgäste gibt es keine SIS®**

Einige Klienten in der Kurzzeitpflege bleiben nur wenige Tage. Da soll der bürokratische Aufwand so gering wie möglich bleiben. Aber was für die stationäre Langzeitpflege gilt, gilt auch für Kurzzeitgäste. Die Informationssammlung beginnt ab der ersten Minute, die Risikoeinschätzung binnen weniger Stunden.

So sehen es auch die Schulungsunterlagen: *»Bei Aufnahme werden mit der pflegebedürftigen Person bzw. den Angehörigen oder dem Betreuer so viele pflege- und betreuungsrelevante Informationen wie möglich erhoben ... Anhand der Informationen erfolgt eine erste pflegefachliche Einschätzung in den Themenfeldern einschließlich der Risiken und Phänomene in der Risikomatrix. Auf der Grundlage dieser Situationseinschätzung wird ein erster, vorläufiger Maßnahmenplan erstellt ... Nach 7 Tagen erfolgt im Rahmen einer Fallbesprechung die abschließende Erstellung der SIS® und des Maßnahmenplans.«*[26]

[26] AaO., S. 123

3 SIS® – die häufigsten Fehler in der Handhabung der Themenfelder

Schaut man sich den SIS®-Bogen an, so ist er in vier Teile gegliedert:

1. Teil A: Stammdaten
2. Teil B: Eingangsfrage
3. Teil C Themenfelder
4. Teil D: Risikomatrix

Die Fehler in diesem Kapitel befassen sich mit diesen vier Teilen.

3.1 Fehler im Teil A – Stammdaten

21. Fehler: **Nur die Fachkraft erstellt die SIS®**

Die Stammdaten für alle Bereiche der Pflege sind gleich aufgebaut.

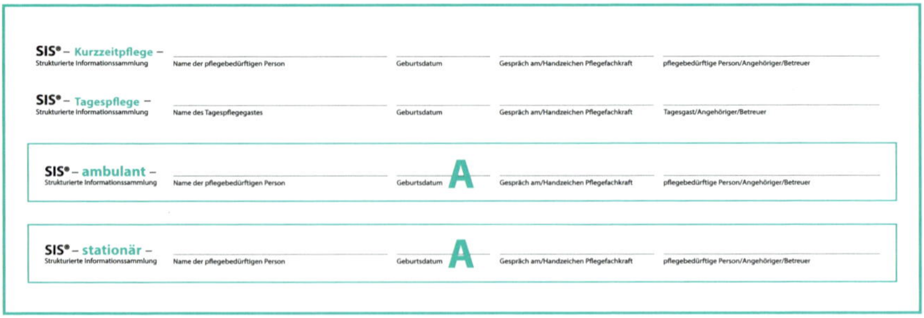
SIS® – Kurzzeitpflege – Strukturierte Informationssammlung | Name der pflegebedürftigen Person | Geburtsdatum | Gespräch am/Handzeichen Pflegefachkraft | pflegebedürftige Person/Angehöriger/Betreuer

SIS® – Tagespflege – Strukturierte Informationssammlung | Name des Tagespflegegastes | Geburtsdatum | Gespräch am/Handzeichen Pflegefachkraft | Tagesgast/Angehöriger/Betreuer

SIS® – ambulant – Strukturierte Informationssammlung | Name der pflegebedürftigen Person | Geburtsdatum | A | Gespräch am/Handzeichen Pflegefachkraft | pflegebedürftige Person/Angehöriger/Betreuer

SIS® – stationär – Strukturierte Informationssammlung | Name der pflegebedürftigen Person | Geburtsdatum | A | Gespräch am/Handzeichen Pflegefachkraft | pflegebedürftige Person/Angehöriger/Betreuer

Abb. 4: Stammdaten in der SIS®.

In den Stammdaten steht neben dem Namen des Klienten der Name der Pflegefachkraft, die den Pflegeprozess freigibt. Das muss aber nicht dieselbe Person sein, die die SIS® ausgefüllt hat. Informationen sammeln kann zunächst jeder. Ggf. macht eine Betreuungskraft die Eingangsinterviews, oder die Pflegedienstleitung tut dies selbst und die Fachkräfte erledigen den Rest. Wenn möglich sollte am Ende, nach Erstellung der SIS®, auch der Klient oder seine Bezugsperson unterschreiben.

Beides ist von EinSTEP genauso vorgesehen: *»Die SIS® sollte von der pflegebedürftigen Person und/oder auch von der bevollmächtigten Person unterzeichnet werden. Hiermit kommt die beiderseitige Verbindlichkeit für den Verständigungsprozess zum Ausdruck. Die Pflegefachkraft zeichnet die SIS® immer ab und übernimmt damit die fachliche Verantwortung...«*[27] Aber man beeilt sich auch hinzuzufügen: *»Die SIS® kann nur von einer hierin geschulten Pflegefachkraft angewandt werden. Die Pflegefachkraft beherrscht den Pflegeprozess, hat kommunikative Fähigkeiten und bringt Erfahrungen in der Risikoerfassung und Beurteilung kritischer Situationen mit.«*[28]

Fazit **Anwenden darf die SIS® (fast) jeder**

An der SIS® könnten alle am Pflegeprozess Tätigen mitarbeiten, aber eine Fachkraft muss diesen Pflegeprozess freigeben.

22. Fehler: **Jede Fachkraft muss eine SIS® schreiben können**

Als Fachkraft ist man vielfältig gefragt. Man muss die Dokumentation zum Klienten genauso gut führen wie man die Versorgung einer Wunde beherrscht, mit Angehörigen umgeht, Medikamente kennt etc. Kurzum: Eine Fachkraft soll die berühmte »eierlegende Wollmilchsau« sein.

---

[27] AaO., S. 27

[28] Ebd.

Bedeutet Fachkraft sein automatisch, alles zu können? Weit gefehlt. Jede Fachkraft hat, wie alle Menschen in allen Berufen, Stärken und Schwächen. Es macht aus meiner Sicht überhaupt keinen Sinn, jede Fachkraft das Gleiche tun zu lassen.

Einige Fachkräfte tun sich schwer mit dem Schreiben. Das hat nichts mit der Frage zu tun, ob Deutsch die Muttersprache ist oder nicht. Es liegt am Schreibtalent. Wofür eine Fachkraft nur 30 Minuten benötigt, sitzt eine andere zwei Stunden.

Auch das Projektbüro EinSTEP ist dieser Ansicht: *»Es hat sich bewährt, die Anwendung anfangs auf ausgewählte Pflegefachkräfte zu begrenzen und das Aufnahmemanagement zu Beginn der Umstellung zentral zu gestalten, bis ausreichende Kompetenz in allen Bereichen der Pflegeeinrichtung gewährleistet werden kann.«*[29]

Fazit **Schreibtalent gesucht!**

Jeder Mitarbeiter hat ein Talent. Schauen Sie, wer eine SIS® am besten schreibt und verlangen Sie nicht jeder Fachkraft das Gleiche ab.

23. Fehler: **Jede Fachkraft kann eine SIS® ausfüllen**

Eine Fachkraft lernt die Pflegedokumentation in ihrer Ausbildung. Und bei Altenpflegefachkräften, die nach 2015 ihre Ausbildung begonnen haben, war das Strukturmodell bereits im Lehrplan integriert. Reicht das, um die SIS® zu schreiben? Klare Aussage: Nein, denn das wäre ja gleichbedeutend mit der Aussage: Jeder, der einen Führerschein hat, kann auch Autofahren.

Gemäß der Schulungsunterlagen 2.0 darf nur die geschulte Fachkraft die SIS® ausfüllen. *»Es ist Aufgabe einer im Strukturmodell geschulten Pflegefach-*

[29] AaO., S. 30

kraft, den Pflege- und Betreuungsprozess zu steuern und in Anlehnung daran in der Pflegedokumentation das Vorgehen nachvollziehbar knapp abzubilden.«[30] Und: *»Es hat sich bewährt, die Anwendung anfangs auf ausgewählte Pflegefachkräfte zu begrenzen und das Aufnahmemanagement zu Beginn der Umstellung zentral zu gestalten, bis ausreichende Kompetenz in allen Bereichen der Pflegeeinrichtung gewährleistet werden kann.«*[31]

Info
Die Grundlagen, die während der Ausbildung vermittelt werden, dürften hierzu nicht genügen.

3.2 Fehler im Teil B – Eingangsfrage

24. Fehler: Die Eingangsfrage schreibt die Fachkraft, wenn der Klient nicht für sich sprechen kann

Einige Mitarbeiter denken, sie wüssten über den Pflegebedürftigen Bescheid und wüssten somit auch genau, was dieser Mensch brauche. So beantworten einige die Eingangsfragen: »Was bewegt Sie im Augenblick? Was brauchen Sie? Was können wir für Sie tun?« Bzw. in Kurzzeitpflege sowie Tagespflege zudem: »Was bringt Sie zu uns?« eben selbst, wenn sie den Pflegebedürftigen gehört haben (oder auch nicht).

Doch: Weder Pflege noch Betreuung sind in der Eingangsfrage gefragt, weder in Fachlichkeit noch hinsichtlich einer Stellungnahme. Auch wenn der Klient möglicherweise Dinge erzählt, die nicht in die fachliche Welt der Pflege passen. So erzählt ein demenziell Erkrankter vielleicht: »Ich bin hier zur Kur, geben Sie sich nur nicht zu viel Mühe mit mir, ich bin bald wieder

---

[30] AaO., S. 23
[31] AaO., S. 30

weg.« Auch wenn diese Aussage nicht der pflegerischen Wahrheit entspricht und die Pflegekraft die Aussage noch so gern kommentieren möchten – die Beantwortung der Eingangsfrage bleibt dem Klienten und seiner Sicht auf die Welt vorbehalten.

»Im Feld B soll die Erzählung der pflegebedürftigen Person auf keinen Fall mit Fachvokabular versehen oder (übersetzt) in der Fachsprache dokumentiert werden.«[32]

Fazit **Nur der Klient antwortet**

In das Textfeld der Eingangsfrage darf nur und ausschließlich die wörtliche Rede des Klienten und seiner Bezugspersonen wiedergegeben werden.

25. Fehler: **Keine Antworten auf die Eingangsfragen**

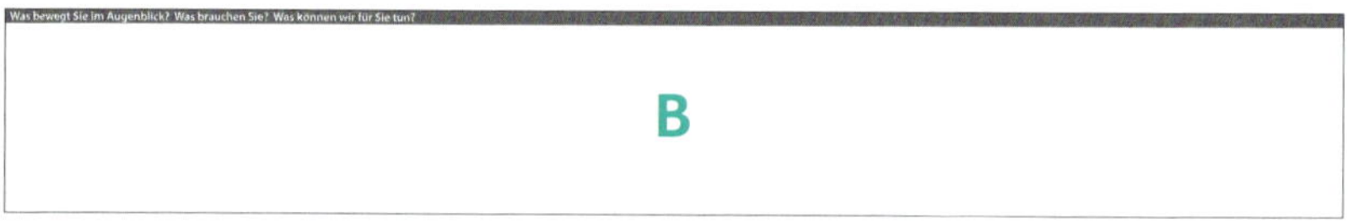

Abb. 5: Textfeld für die Eingangsfrage.

»Was bewegt Sie im Augenblick? Was brauchen Sie? Was können wir für Sie tun? Was bringt Sie zu uns?« - Das erste Interview mit dem Pflegebedürftigen und ggf. seiner Bezugsperson will geübt sein. Nicht jede Pflegefachkraft kann Pflege planen und nicht jede Pflegefachkraft ist für dieses Gespräch geeignet. Klug ist, wer das weiß, und sich Unterstützung holt. Wer den Pflegebedürftigen ausfragt, erhält oft einsilbige Antworten. Wer geschlossene

[32] AaO., S. 33

Fragen stellt, bekommt ein »ja« oder »nein« zur Antwort. Insofern passt das Wort »Interview« nicht richtig, vielleicht wäre »Erkundigung« besser.

Man erkundigt sich beim Klienten, was man für ihn tun kann, was er erwartet, was seine Wünsche sind. Das ist einladend und der Klient hat die Chance, frei zu erzählen. Wenn dennoch nicht viel Gesprächsstoff kommt, ist es an der Zeit, das Zepter doch in die Hand zu nehmen, denn für die Themenfelder benötigt man ebenfalls die wörtliche Rede.

Schauen Sie sich den Klienten an! Sie werden Anknüpfungspunkte für ein Gespräch finden. Sprechen Sie über seine Friseur, das Gangbild, Schmuck, Augen, Kleidung, eine Bezugsperson etc. Einfach über alles, was Sie wahrnehmen. All das könnte Impuls sein, um den Klienten ins Gespräch zu verwickeln. Fragen Sie eher weniger, sondern äußern Sie Beobachtungen, um den Klienten ins Gespräch zu ziehen, z. B.:

- »Sie haben die Haare schön gemacht.«
- »Was haben Sie eine hübsche Bluse!«
- »Ihr Schmuck ist aber schön.«
- »Sie kommen aber gut zurecht mit dem Rollator.«
- »Sie haben Ihre Kleidung geschmackvoll gewählt.«

Diese Fragen sind Türöffner für Gespräche. Bedenken Sie bitte: Der Klient kommt in eine gänzlich unbekannte und einmalige Situation. Er weiß, dass sein bisheriges Leben nun hinter ihm liegt, zumindest aber, dass er in einer Gemeinschaft eben anders lebt als in seiner eigenen Häuslichkeit. Selbst wenn Sie einen Gast in der Tagespflege aufnehmen, ist das für ihn ein neuer Lebensabschnitt, unbekannt und mitunter verwirrend.

Doch vermeiden Sie zunächst das Abfragen, vor allem Fragen, die mit »Warum« beginnen. Schauen Sie, ob Sie mit dem Klienten nicht in einen netten Dialog über »Gott und die Welt« kommen. Dann finden Sie meistens alle Angaben, um die Eingangsfrage und die Themenfelder auszufüllen.

Nehmen Sie die SIS® zum Ausfüllen mit, sie bietet Struktur und Stütze, falls Sie nicht alles auswendig wissen. Aber besser ist es, Sie notieren zunächst alles auf einem Zettel, so können Sie den Klienten frei erzählen lassen, machen sich Notizen und übertragen später das Gesagte in die entsprechenden Themenfelder.

Kann der Klient kein Gespräch führen, kann auch seine Bezugsperson für ihn sprechen. Dann steht im Interviewfeld das, was die Bezugsperson sagt (als Originaltext und oben im Stammdatenfeld steht der Name eben dieses Gesprächspartners).

Info
Kann weder der Klient noch eine Bezugsperson für sich/ihn sprechen, bleibt das Feld leer. Keinesfalls schreibt die Pflegekraft dort etwas hinein.

26. Fehler: **Angaben werden vermeintlich richtigen Themenfeldern zugeordnet**

Der Teil C der SIS® besteht aus insgesamt sechs Themenfeldern, die sich in allen Bereichen der Anwendung (ambulant, stationär, Tages- und Kurzzeitpflege) in den Themenfeldern 1–5 nicht unterscheiden. Lediglich Themenfeld 6 differiert.

Die spannende und wirkliche neue Herangehensweise, dass der Klient zu Wort kommt, war nicht alles, was das Strukturmodell mit sich brachte. Es wurde zudem auf die Aktivitäten des Lebens, die bisherige Form der Pflegemodelle, verzichtet.

Statt der Modelle in Schablonen gibt es mit der SIS® pflegerelevante Kontextkategorien. Man hat also seitens des Projektbüros verstanden, dass eine komplexe und umfassende Darstellung nicht erforderlich ist, sondern nur eine pflegerelevante. Und so haben wir in der SIS® die sechs Themenfelder:

1.

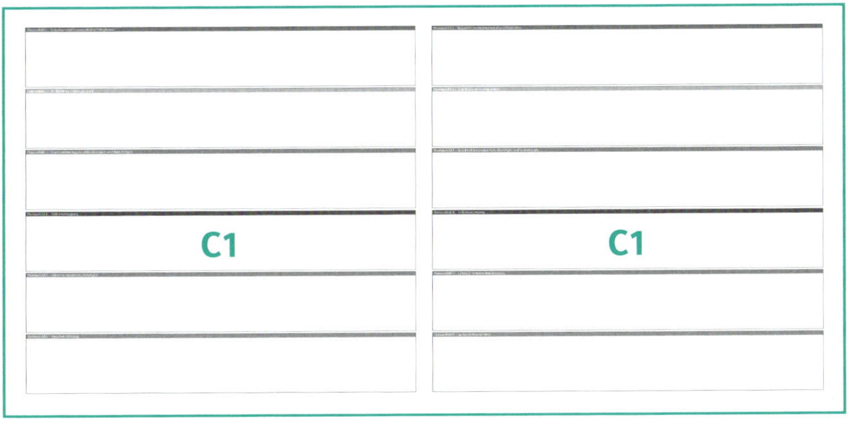

Abb. 6: Themenfelder der SIS®.

1. Themenfeld 1 – Kognitive und kommunikative Fähigkeiten
2. Themenfeld 2 – Mobilität und Beweglichkeit
3. Themenfeld 3 – Krankheitsbezogene Anforderungen und Belastungen
4. Themenfeld 4 – Selbstversorgung
5. Themenfeld 5 – Leben in sozialen Beziehungen
6. Themenfeld 6
   - ambulant: Haushaltsführung
   - stationär: Wohnen/Häuslichkeit
   - Kurzzeitpflege: Wahrung der Individualität während des Aufenthaltes/erste Einschätzung zur weiteren Versorgung nach der Kurzzeitpflege
   - Tagespflege: Erhalt/Förderung von Alltagsfähigkeiten bzw. Sicherstellung von Rückzugsbedürfnissen

Fragen Sie sich beim Ausfüllen der Themenfelder bitte nie: »Wo schreibe ich das hin? Gehört Biertrinken in Themenfeld 4 oder 3? Gehört die Tatsache, dass die Tochter das Bier besorgt, in Themenfeld 5 oder 3? Gehört die Aussage zum Diabetes in Themenfeld 3?«

Klare Aussage: Wo welche Information aufgenommen wird, hängt vom Klienten ab. Wenn ein Klient sich zu seinem Stuhlgang äußert, gehört das nicht unbedingt zu Themenfeld 4 (Selbstversorgung). Es kann auch zu Themenfeld 2 (Kommunikation) gehören, wenn der Kunde nur dieses Lieblingsthema hat. Oder ins Themenfeld 5 (Leben in sozialen Beziehungen), wenn ein Klient sich nur mit seinem Stuhlgang »beschäftigt« und sich sein gesamter Tagesablauf um die Frage »Habe ich heute schon richtig Stuhlgang gehabt?« dreht (der Klient geht evtl. nicht zum Essen in den Speiseraum oder zur Beschäftigungsrunde, weil er noch keinen »richtigen« Stuhlgang hatte). Es kann auch im Themenfeld 3 auftauchen, weil der Stuhlgang eine krankheitsbezogene Belastung ist (weil der Klient mehrfach täglich Stuhlgang hat, aufgrund einer Medikation oder medizinischen Therapie oder Erkrankung).

Fazit **Es ist einerlei, wo Sie etwas hinschreiben**

Es geht um eine individuelle, dem Klienten verpflichtete Form der Informationssammlung. Hier gibt es, wie früher schon in den AEDL, kein Richtig und kein Falsch.

27. Fehler: **Die Leitfragen führen durch die Themenfelder**

»Die Leitfragen sind schick und wenn ich sie abarbeite, kann ich wenigstens nichts vergessen«, denkt so manche eine Pflegefachkraft beim Ausfüllen der SIS®. Friedhelm Rink[33] hat diese Leitfragen mit ein wenig mehr Informationen versehen:

[33] Rink F (oJ): Das Strukturmodell entbürokratisierte effiziente Pflegedokumentation. https://docplayer.org/42490091-Das-strukturmodell-entbuerokratisierte-effiziente-pflegedokumentation.html, S. 54

Eingangsfrage an die pflegebedürftige Person

Warum kommen sie zu uns? – Was ist ihnen wichtig? Wie können wir sie unterstützen? – Wie war es früher? (Führen sie hier ein offenes Gespräch in dem es um die Sorgen und Wünsche des Bew. geht und um wesentliche biografische Informationen) – Musik, Zeitungen, Fernsehprogramm, Wandern etc.

Kognition und kommunikative Fähigkeiten

Bewusstseinslage? – Orientierung? – Schlaf Schlafstörungen? – Antrieb? – Stimmung? – Gedächtnis? – Denken und Wahrnehmen (Wahn Halluzination?) – Bew. der Situation angepasst – Störungen im Erkennen Agnosie? – Störungen in der Koordination/Apraxie? – Kann der Bew. schreiben, sprechen oder sich anders bemerkbar machen? Hörgerät oder Brille? – Sind diese ok? – Angst

Mobilität und Beweglichkeit

Mobilität aktuell und früher? – selbstständiger Lagewechsel im Liegen? – Im Stuhl? – selbstständiger Transfer? – geht der Bewohner (Strecke)? – Treppen steigen möglich? – mit Hilfsmitteln? – Individuelle Beeinträchtigung (körperlich, kognitiv und psychisch?) – Erkrankungen und aktuelle therapeutische Maßnahmen? – Dekubitus? – wohin geht er/sie gerne? – bestehen Kontrakturen, Risiken wie Spastik, Paresen und Veränderungen durch Diabetes oder Parkinson? – Liegen bereits Stürze vor? – werden Interventionen durchgeführt? – unkontrolliertes Verlassen des Wohnbereichs? – Freiheitsentziehende Maßnahmen/ Bettgitter?

Krankheitsbezogene Anforderungen und Belastungen

Pneumonie Risiko – Sensorische Deprivation oder Suizidalität? – Ist eine Abhängigkeitsproblematik bekannt? – Schluckstörungen? – Ausscheidungen selbstständig oder ist Hilfe nötig? – Inkontinenzform und Profil? – Katheter? Welcher und seit wann? – Hilfsmittel notwendig wenn ja welche? – Schlafen? – Schlafstörungen? Wenn ja welche? – kann die Störung kompensiert werden wenn ja wie? – was wünscht sich der Bewohner zur Nacht? – Diabetes und mögliche Folgen? – chronische Wunden? – Schmerzen? Selbst-/Fremdeinschätzung möglich? – Ernährungseinschränkungen Unter- oder Überernährung? – Schmerzäußerungen verbal möglich oder nicht? Trinkmenge unter 1000 ml? – Vitalwerte

Abb. 7: Leitfragen »Gedankenstütze zur Informationssammlung«.

Selbstversorgung

Kleiden (auch individuelle Auswahl) und Körperpflege ganz oder teilweise möglich? – Hautzustand – spezielle Wünsche für Fuß- oder Nachtbekleidung? – Haarpflege? – Trocken- oder Nassrasur? – Bestimmte Pflegeartikel oder Schminke? – Fuß- bzw. Fingernagelpflege? – trägt er/sie immer eine Armbanduhr? – isst der Bewohner selbstständig? – gibt es Unverträglichkeiten? – was isst er besonders gerne? – gibt es Lieblingsessen und Lieblingsgetränke? – Magensonde? – Mundstatus

Leben in sozialen Beziehungen

Sucht Kontakt oder nicht? – möchte vor allem Kontakt mit bestimmten Personen? – Mag Gruppen oder lieber Einzelaktivitäten? – war im Beruf gerne ...? – Welche Medien wurden wie genutzt? – macht gerne? – sieht gerne? – hört gerne? – ist besonders stolz auf? – findet Trost bei? – was macht das Leben lebenswert? – Praktiziert einen Glauben? – wünscht sich diesbezüglich...? – wünscht sich in der Sterbephase...?

Wohnen

Lieblingsfarbe, Lieblingsblumen? – Wie soll das Zimmer gestaltet sein? – besteht Interesse an der Gestaltung des Zimmers? – Eigene Möbel? – Eigene Utensilien wie Tassen oder Bettwäsche? – Was macht Familie aus? – Was macht Heimat aus? – Haustiere?

Erste Risikoeinschätzung

Erfassen Sie individuelle Mobilitätssituation im ersten Kasten in den pflegerischen Problembereichen wie dem Entstehen eines Dekubitus, Thrombose, Sturz, chronische Wunde, Schmerz u.a., tragen Sie in der ersten Spalte ihre Einschätzung ein. Ja (gleich Risiko) nein (gleich kein Risiko) oder Beobachten wenn Sie sich noch nicht sicher sind. Gibt es kein Risiko aus ihrer Sicht, muss bis zur nächsten Evaluation nichts mehr gemacht werden. Gibt es ein Risiko gehen sie weiter vor wie in der HA beschrieben. In der Regel wird ein vertiefendes Assessment erforderlich sein. Für die freibleibenden Felder können z. B. Deprivation, Intertrigo, Pneumonie etc. genutzt werden.

Abb. 7: Leitfragen »Gedankenstütze zur Informationssammlung«.

Die Arbeit von Rink kann Ihnen bei Ihrer Arbeit helfen, verhilft Sie Ihnen doch zu einer großen Variationsbreite. Denn: *»Eine Wiederholung der Stichwörter aus den (Leit-) Fragen der Themenfelder oder ein ›ab-arbeiten‹ der darin enthaltenen inhaltlichen Fragen zu den Themenfeldern, ist unbedingt zu* *vermeiden. Stattdessen gilt es, die individuelle Situation der pflegebedürftigen Person zu dem jeweiligen Thema zu dokumentieren.«*[34]

3.3 Fehler im Teil C – Themenfelder

28. Fehler: Feststellungen der Pflegekraft kommen in die Themenfelder

Nun haben wir in den vorangegangenen Fehlern erkannt, wie die Themenfelder aufgebaut sind: Erst die Sicht des Klienten, dann die pflegefachliche Sicht zur Einschätzung der Situation. Aber neben der Sicht des Klienten und der fachlichen Einschätzung der Pflege gibt es noch einen möglichen dritten Punkt, der in die Themenfelder einfließen muss: der sogenannte Aushandlungsprozess.

Bei allen Themen, bei denen Klient und Pflegefachkraft grundlegend anderer Meinung sind, muss der kleinste gemeinsame Nenner gefunden werden, also ausgehandelt werden.

Beispiel **Der Aushandlungsprozess**

Themenfeld 3
Selbstaussage: »Ich esse, was ich will, ist mir egal, was du sagst, mein Zucker ist mir egal.«
Einschätzung: Fr. K. hat immer wieder erhöhte BZ-Werte, weil sie isst, was sie möchte, gern Süßspeisen und Süßigkeiten, die sie von der Tochter besorgt bekommt.
Aushandlungsprozess: Vereinbart wurde nun, die Süßigkeiten über den Tag zu verteilen, jede Stunde etwas zu Naschen anzubieten und zu versuchen, mit wasserreichem Obst den Hunger auf Süßes zu stillen.

[34] AaO., S. 33

Themenfeld 4
Selbstaussage: »Ich mach alles selbst, ich brauch dich nicht.«
Einschätzung: Fr. K. trägt tagelang die gleiche Kleidung, wechselt die Unterwäsche nicht, vermutlich wäscht sie sich nicht oder nicht gründlich, denn sie hat Körpergeruch, an dem sich ihre Mitbewohner stören.
Aushandlungsprozess: Vereinbart wurde ein wöchentlicher Waschtag mit Wäschewechsel. Die Schmutzwäsche wäscht Fr. K. selbst im Waschbecken aus.

Zu viel Text? Aber auch hier frage ich Sie: »Was ist die Alternative? Dürfen wir der Diabetikerin die Süßigkeiten wegnehmen? Dürfen wir Klienten, die sich nicht waschen, zwangsweise waschen oder ihre Kleidung nachts aus dem Zimmer entwenden?« Die Antwort: Nein!

Fazit **Es geht nicht ohne Aushandlungsprozess**

Alles andere wäre eine Bevormundung und ein nicht zielführendes Reglementieren von Klienten. Kleiner Tipp: Was steht im Leitbild Ihrer Einrichtung zum Umgang mit Klienten?

29. Fehler: Themenfeld 1 muss alles an Kommunikation und Kognition beinhalten

Das Themenfeld 1 hat die Überschrift Kommunikation und Kognition. Aber »alles« können Sie hier nicht schreiben. Zudem ist in einer SIS® sowieso nie alles aufzunehmen. Nur das Pflege- und Betreuungsrelevante und die Aussagen des Klienten.

Es reicht also, all das festzuhalten, was die Pflegekraft sieht. Hat jemand ein Hörgerät, wird dies erwähnt. Schließlich gibt es im neuen Prüfkatalog 2019 des MDK auch explizit die Prüffrage in Bereich 3, die sich mit diesen Kommunikationsbeeinträchtigungen befasst.

Hat der Kunde kein Problem mit seinem Hörgerät, dann machen Sie bitte auch keines daraus! Erwähnt der Klient seine Hörschwäche nicht, ist auch das kein Problem. Vermerken Sie nur kurz die Ressourcen und Fähigkeiten in diesem Bereich (»Fr. K. trägt immer ihr Hörgerät, kommt gut damit zurecht.«)

30. Fehler: Risiken werden nicht im Themenfeld 2 erläutert, sondern nur in der Risikomatrix angekreuzt

In keinem anderen Themenfeld lassen sich so viele Hinweise auf Risiken finden wie in Themenfeld 2, der Mobilität. Ausgehend von der Mobilität können u. a. folgende Risiken abgeleitet werden:

1. Dekubitusrisiko
2. Sturzrisiko
3. Schmerz
4. Inkontinenz
5. Ernährung
6. Kontraktur
7. Thrombose
8. Pneumonie
9. Obstipation

Für einige dieser Risiken können Sie die Risikomatrix der SIS® nutzen. Sie führt durch die ersten fünf oben genannten Risiken.

Tipp

Jedes Kreuz sollte im Themenfeld erläutert werden. Das Kreuz in der Matrix bedeutet lediglich, dass ein Risiko erkannt wurde. Die Individualisierung, wo und warum gerade dieses Problem besteht, sollte aber im Themenfeld erkennbar sein.

31. Fehler: **Freiheitseinschränkende Maßnahmen gehören immer in Themenfeld 2**

Freiheitseinschränkende Maßnahmen haben zwar oft etwas mit Mobilität zu tun, allerdings empfindet das nicht jeder Klient so. Es gilt wie immer die Regel: Jedes Thema wird dort notiert, wo der Klient es sieht.

- So kann eine freiheitseinschränkende Maßnahme in Themenfeld 1 gehören (»Ich will abends mein Gitter oben haben, da fühle ich mich sicherer und die Bettdecke kann auch nicht mehr runterrutschen (lacht).«)
- Daneben kann das Bettgitter als freiheitseinschränkende Maßnahme natürlich auch in Themenfeld 3 aufgeführt werden (Fr. K. dreht sich nach einem Schlaganfall unwillkürlich und unkontrolliert zur Seite, droht dabei aus dem Bett herauszufallen).
- Eine freiheitseinschränkende Maßnahme muss ja nicht immer ein Bettgitter sein. So kann etwa der Ganzkörperoverall als Schutzanzug auch in Themenfeld 4 aufgenommen werden (Fr. K. wird unruhig, wenn sie bemerkt, dass sie Ausscheidung in der Hose hat. Sie will dann vermutlich versuchen, sich alles auszuziehen und sich zu säubern. Das führt dazu, dass sie u.a. auch Stuhlgang an den Händen hat, die sie aber auch immer wieder zum Mund führt. Zum Schutz Overall zur Nachtruhe, mit richterlicher Genehmigung.)
- Und nicht zuletzt ist auch das Themenfeld 5 ein Feld, in dem eine freiheitseinschränkende Maßnahme mal eingepflegt werden kann (Fr. K.: »Mein Mann muss festgemacht werden, der fällt sonst raus. Ich muss immer danach ihm schauen, ob der Gurt festgemacht ist. Immer lebe ich in der Angst, er fällt nochmal aus dem Rollstuhl.«)

Fazit **Der Klient bestimmt Thema und Themenfeld**

Lassen Sie Ihren Klienten oder seine Bezugsperson zu Wort kommen, seine Sicht der Dinge schildern und schreiben Sie sie dann nieder. Das Themenfeld ergibt sich ganz automatisch.

32. Fehler: **Diagnosen gehören in Themenfeld 3**

Das Themenfeld 3, die krankheitsbezogenen Anforderungen und Belastungen, bedeutet keinesfalls, dass Sie hier Diagnosen aufzählen müssen. Getreu dem Grundprinzip des Strukturmodells wird als erstes die Perspektive des Klienten notiert. Hat der Kunde mit seinem niedrigen Blutdruck kein Problem, machen Sie bitte keines daraus. Gleiches gilt für alle anderen Erkrankungen.

Nur Diagnosen, die den Klienten belasten, oder Anforderungen an ihn stellen, die er nicht kompensieren kann, werden in Themenfeld 3 thematisiert. Eine Information wie »Fr. K. hat Hypotonie« steht bereits im Stammblatt. So sehen es auch die Schulungsunterlagen: *»Eine ausführliche Erfassung und Dokumentation von Diagnosen, ärztlichen Therapien oder Medikamenten erfolgt in einem separaten Dokument bzw. finden sich auf dem Stammblatt.«*[35]

Hat der Kunde eine krankheitsbezogene Anforderung oder Belastung, erfolgt erst seine Sicht auf seine Situation und danach die fachliche Einschätzung.

Beispiel **Problem niedriger Blutdruck**

Fr. K.: »Den niedrigen Blutdruck habe ich von meiner Mutter, die hatte auch immer Probleme, wie ich. Wenn ich morgens aufstehe, muss ich mich erst mal am Bettrand festhalten. So schnell geht es halt nicht. Auch sonst, es kommt wie angeflogen, dann muss ich mich setzen.«
Pflegefachkraft: Fr. K. kennt ihren Körper, sie weiß, wie sich am besten verhält. Sie ist in der Lage zu klingeln, wenn sie Hilfe benötigt.

[35] Die Patientenbeauftragte 2017, S. 38

33. Fehler: **Behandlungspflege gehört in Themenfeld 3**

Bereits in dem »alten« Pflegeprozess nach Fiechter und Meier sollten in der Pflegeplanung nur Pflegeprobleme geschrieben, aber keine Probleme »erfunden« werden. Es war also schon in der alten Planung unsinnig, die Behandlungspflege zu planen. Das machte auch schon damals der Arzt.

Kann ein Klient seine Medikamente nicht selbständig einnehmen, vergisst die Medikation, kann sich Insulin nicht selbst spritzen etc., dann ist das in der SIS® eigentlich nicht erwähnenswert. Schließlich ergibt sich alles aus der ärztlichen Anordnung und den Maßnahmen.

Relevant wird das Thema für die SIS® erst, wenn es besondere Details im Umgang mit krankheitsbezogenen Anforderungen gibt.

Beispiel **Problem bei der Medikamenteneinnahme**

Fr. K.: »Ich kann die großen Tabletten nicht schlucken, meine Güte, was ich immer einnehmen soll. So krank bin ich doch gar nicht.«
Pflegefachkraft: Fr. K. fragt morgens, warum sie Tabletten einnehmen soll, sie fühle sich nicht krank. Sie tut sich schwer mit dem Tablettenschlucken, alles muss kleingemacht werden.

34. Fehler: **Umgang mit Wunden gehört in Themenfeld 3**

Eine Wunde ist für die meisten Klienten eine belastende Situation. Manche sind in Ihrer Mobilität eingeschränkt, andere haben Schmerzen, oder die Wunde ist schlicht Gesprächsthema Nummer 1. Somit wird schnell klar: Der Klient entscheidet darüber, in welchem Themenfeld die Wunde auftaucht. Denn es geht auch bei der Pflege von Menschen mit chronischen Wunden nicht primär um die Wunde, sondern um den Menschen, der diese Wunde hat: *»Mit jeder chronischen Wunde sind neben körperlichen Beeinträchtigungen* *(z. B. Schmerzen) auch Einschränkungen der Selbständigkeit und des sozialen Lebens verbunden.«*[36]

Schreiben Sie also den Umgang mit der Wunde aus Sicht des Klienten in das Themenfeld, das zum Gesagten passt.

Beispiel **Wunden und ihre Einordnung in die Themenfelder**

Themenfeld 1
Aussage: »Das Bein macht mir richtig zu schaffen, ich habe Angst, das wird nichts mehr.«
Einschätzung: Hr. G. hat wenig Zutrauen, obwohl das Ulcera am rechten Bein schon um die Hälfte kleiner geworden ist und er nun keine Entzündungszeichen mehr aufweist.

Themenfeld 3
Aussage: »Ich habe nie geraucht, ich weiß nicht, wie es dazu kam, mein Arzt versteht das auch nicht richtig.«
Einschätzung: Fr. T. wurde der linke Vorderfuß nach AVK amputiert, die Wundheilung ist schlecht. Arzt und Wundexperte sind eingebunden. Fr. T. arbeitet mit und ist interessiert daran, die Wundheilung zu unterstützen.
Einschätzung: Fr. K. hat einen Dekubitus Grad 3 präsakral von zuhause mitgebracht. Sie wurde vom Ehemann versorgt und lag vorwiegend im Bett. Sie kann bis zu zwei Stunden auf der linken Seite liegen, rechts war immer ihre Schlafseite, sagt der Mann, hier kann Frau K. bis zu vier Stunden liegen, ohne dass sich Rötungen zeigen.

Themenfeld 4
Aussage: »Ich weiß, dass das vom Zucker kommt, ich passe auch auf, was ich esse, aber trotzdem ist mein Blutzucker immer so hoch. Aber das Essen ist doch auch das letzte, was ich habe!«
Einschätzung: Fr. P. isst gerne und am liebsten abends deftig, dadurch hat sie immer wieder Blutzuckerschwankungen und die Werte sind erhöht.

---

36 DNQP (2015): Expertenstandard Pflege von Menschen mit chronischen Wunden. 1. Aktualisierung. Osnabrück, S. 11

Wenn man sie auf das Essen anspricht, betont sie immer wieder, das sei eine Ausnahme und sie habe sonst kaum Freude im Leben.

Themenfeld 5
Aussagen: Hr. P.: »Meine Frau ist ein Feldwebel«. Fr. P: »Mein Mann ist unmöglich, der hält sich einfach nicht an das, was er soll, der muss doch hören, was der Arzt sagt.«
Einschätzung: Fr. P. meint es gut mit ihrem Mann, ist aber überfürsorglich, was er nicht immer gut ertragen kann und dann entgegengesetzt reagiert. Er nimmt den Ulcus am rechten Unterschenkel weniger wichtig als seine Frau.

35. Fehler: **In Themenfeld 4 gehören nur Körperpflege, Ausscheidung und Ernährung**

Das Themenfeld 4, die Selbstversorgung, beherbergt primär die klassische Grundpflege (Körperpflege, Ausscheidung und Ernährung). Aber zur Selbstversorgung können natürlich weiterführend auch Themen wie Kleidung, Fingernägel, Armbanduhr, Schmuck und Schminken hinzugenommen werden – eben das, was einen Menschen in der direkten pflegerischen Versorgung ausmacht. Vergessen Sie hier bitte auch den Hautzustand nicht. Betrachten Sie den Klienten ganzheitlich und individuell – mit all seinen Bedürfnissen und Bedarfen.

36. Fehler: **Mangelernährung gehört in Themenfeld 4**

Auf den ersten Blick liegt es nahe, die Dokumentation zur Mangelernährung oder Probleme beim Trinken in Themenfeld 4, die Selbstversorgung, einzusortieren. Aber wie bei allen anderen Themen auch ist das Strukturmodell so aufgestellt, dass in jedes Themenfeld das gehört, was der Klient aus seiner Sicht darlegt.

Das bedeutet: In den Themenfeldern, in denen Sie die Beobachtung zur Ernährung und Flüssigkeitsversorgung machen, tragen Sie die Beobachtung ebenso ein wie die Perspektive des Klienten.

Beispiel Mangelernährung in verschiedenen Themenfeldern

Themenfeld 1

Fr. L.: »Ich war schon immer zierlich und konnte essen, was ich will.«
Einschätzung: Frau L. ist und war immer zierlich, möchte nicht gedrängt oder immer wieder auf ihre Figur angesprochen werden.
Fr. P.: »Ich esse alles, ich esse gerne.«
Einschätzung: Frau P. sagt zwar, sie esse alles, aber sie vergisst das Essen, sitzt davor und weiß nicht, was sie damit anfangen soll.

Themenfeld 3

Fr. T.: »Ich esse, was ich kann, aber es schmeckt mir nichts mehr.«
Einschätzung: Frau T. hat in den vergangenen Monaten viel Gewicht verloren. Trotz vieler Angebote und medizinischer Abklärung nimmt sie weiter ab.
Fachliche Einschätzung: Frau K. hat beim letzten Krankenhausaufenthalt (November 2018) 8 % Gewicht verloren. Sie isst sehr kleine Portionen, dafür aber aktuell 6–7 Mal am Tag.

Hr. S.: »Ich habe noch nie viel getrunken, ich bin das auch von zuhause gar nicht gewohnt. Wir haben nur bei Tisch ein Glas getrunken.«
Einschätzung: Herr S. trinkt im Schnitt rund 800 ml. Der Arzt sieht aufgrund der Biografie keine Handlungsnotwendigkeit.

Themenfeld 5

Hr. Z.: »Allein schmeckt es nicht.«
Herr Z. isst wenig, die Kleidung ist ihm zu weit geworden. Er möchte sich nicht wiegen lassen, sagt: »Was soll das noch, es ist doch egal.« Seit dem Tod seiner Frau vor zwei Jahren hat er nur noch den Wunsch ihr zu folgen.
»Mein Peterle hält mich auf Trab.«
Frau W. achtet sehr auf ihren Kater »Peterle« und dass er nur genug isst. Sie gibt von ihrem Essen immer etwas unter den Tisch, sie teilt sich jede Mahlzeit mit ihrer Katze.

Fr. P.: »Ich trinke nur Wasser aus der Leitung, warum soll ich Geld für was anderes ausgeben?«
Frau P. ist sehr sparsam, trinkt direkt aus der Leitung, Trinkmenge ist nicht kontrollierbar, die Tochter meint aber, es sei genug, sie sehe ihre Mutter immer wieder am Hahn trinken.

37. Fehler: **In Themenfeld 5 gehören nur soziale Beziehungen**

In Themenfeld 5 geht es um das Leben in sozialer Beziehung. Das kann der Partner sein, ein Haustier, der Kontakt zu Mitbewohnern, dem Nachbarn, Freunden, aber auch der Pflege- und Betreuungskraft.

Ausfüllen kann dieses Themenfeld, wie immer, jeder, der mit dem Klienten zu tun hat. Den Pflegeprozess freigeben aber kann nur die Fachkraft (▶ 21. Fehler). In diesem Themenfeld schreibt etwa die Betreuungskraft, was der Klient gewohnt ist, gern tut, was ihm Freude bereitet, woran er gewöhnlich teilnehmen möchte, wer ihn besucht, wie es dem Klienten mit dem Besuch ergeht etc.

Info

Natürlich gehören in Themenfeld 5 auch alle andere Kontakte – ebenso wie Glaubensfragen und Wünsche für das Leben oder Sterben.

38. Fehler: **Beschäftigungsangebote gehören in Themenfeld 5**

»Im Rahmen der Pflegedokumentation werden die individuellen Leistungen der Betreuung und Aktivierung nachvollziehbar geplant und dargestellt. Das gilt auch für die Teilnahme an Gruppenangeboten. Abweichungen von diesen geplanten Maßnahmen, wie z. B. die Nichtteilnahme oder die Ablehnung des Angebotes, sowie auch positive Erkenntnisse im Zusammenhang mit diesem Betreuungsangebot sind zu dokumentieren und bei der Evaluation zu berücksichtigen.«[37]

Beispiel **Einträge zur Aktivierung & Betreuung**

Negatives Beispiel Themenfeld 5
Herr O. macht jeden Morgen in der Zeitungsrunde mit. Er singt gern, bekommt regelmäßig Besuch vom ehemaligen Nachbar.

Positives Beispiel Themenfeld 5
»Ich war immer für alle da, mir war nichts zu viel. Ich habe mein ganzes Leben gearbeitet. Man bekommt nicht alles im Leben zurück. Aber mein Nachbar, der Norbert, der ist treu, der kümmert sich um mich, nimmt mich auch mal mit. Ich lasse mir gerne vorlesen, meine Augen sind nicht so gut und singen tu ich gern.«
Herr O. ist mit Freude dabei.

Nun hatten wir es in dem Beispiel mit einem geistig regen Herrn zu tun. Es sind aber nicht alle Menschen so fit, daher ein weiteres Beispiel kognitiv eingeschränkten Menschen.

[37] https://www.ein-step.de/haeufige-fragen/

Beispiel **Einträge bei kognitiv eingeschränkten Menschen**

Negatives Beispiel Themenfeld 5
Fr. G kann sich nicht allein beschäftigen, weiß nichts mit sich anzufangen. Wenn man sie mitnimmt, geht sie meist mit. Wird zu allen Angeboten mitgenommen.

Positives Beispiel Themenfeld 5
»Was soll ich machen, ich weiß nichts.« Fr. G. ist in ihrem Wesen eher zurückhaltend, wirkt unsicher und teils auch verängstigt. Wenn man sie mit Namen anspricht, reagiert sie positiv, benötigt viel persönliche Ansprache, das bietet ihr Sicherheit. Man kann sie überall hin mitnehmen, sie fühlt sich in Gemeinschaft am wohlsten und zeigt bis dato keine Abneigungen gegenüber Angeboten.

Fazit **Beobachten Sie Ihre Klienten genau**

Wenn ein Klient nicht für sich selbst sprechen kann, müssen die verantwortlichen Personen umso aufmerksamer sein und schauen, was dem Klienten gut tut.

39. Fehler: **In Themenfeld 6 stationär gehört das aktuelle Wohnumfeld**

Es geht, gleich welcher Arbeitsbereich und Einsatzgebiet, wieder nur um den Klienten und im Wesentlichen um seine Sicht. Wie fühlt sich der Klient in den eigenen vier Wänden, wie in der Pflegeeinrichtung, der Kurzzeit- oder der Tagespflege? Was ist der Klient gewohnt? Was mag er, was eher nicht in Bezug auf sein äußeres Umfeld. So können für den einen Klienten die Blumen das Thema in Themenfeld 6 sein, für den anderen seine Lieblingstasse, für den nächsten ein schöner Ausblick aus dem Zimmer.

Vergessen Sie aber nie: Wohnen ist auch Heimat und Zuhause. So kann bei einigen Klienten das (frühere) Zuhause oder das Zuhause, was er in Erinnerung hat, das Zentralthema in Themenfeld 6 sein.

Beispiel **Das Zuhause in der Erinnerung**

Eintrag in Themenfeld 6 stationär
Fr. U. ist ins Pflegeheim gezogen. Sie sagt: »Meine Mutter macht immer alles schön. Und sauber muss es sein. Da achten alle drauf. Arm darf man sein, aber nicht dreckig.«

40. Fehler: In Themenfeld 6 ambulant gehört die Haushaltsführung

Natürlich steht das Wort »Haushaltsführung« in Themenfeld 6 in der Überschrift. Selbstverständlich soll hier verdeutlicht werden, wie der Klient mit seiner Haushaltsführung zurechtkommt. Das betrifft im Wesentlichen Einkaufen, Kochen, Waschen und Reinigen der Wohnung. Aber das ist bei weitem nicht alles. Sieht man die Haushaltsführung einiger Klienten, so kann man diese mitunter auch als frühzeitiges Alarmzeichen verstehen. Wenn ein Kunde nicht in der Lage ist einzukaufen, wie will er dann die Ernährung sicherstellen? Hat er dann nicht auch Folgerisiken in Themenfeld 4?

Wenn der Klient seine Wohnung nicht sauber und ordentlich halten kann, hat das nicht auch Auswirkungen auf Themenfeld 2 und das Sturzrisiko?

Fazit **Es zählt der Mensch, nicht das Themenfeld**

Sehen Sie den Mensch immer ganzheitlich und versuchen Sie nie in die jeweiligen Themenfelder zu einzuordnen.

41. Fehler: **In Themenfeld 6 Kurzzeitpflege gehört das Wohnumfeld**

Die Leitfragen aus den Schulungsunterlagen 2.0: »*Inwieweit kann die Wahrung der Individualität auch während des begrenzten Aufenthaltes in der Kurzzeitpflege unterstützt werden? Welche Wahrnehmung hat die pflegebedürftige Person zu ihrer veränderten gesundheitlichen oder häuslichen Situation und einer möglichen weiteren Versorgung? Welche Einschätzung hat die Pflegefachkraft zur Versorgung der pflegebedürftigen Person nach dem Aufenthalt in der Kurzzeitpflege? Gibt es verschiedene Perspektiven die angesprochen werden sollten? Wer ist in diesem Punkt ein wichtiger Gesprächspartner für die pflegebedürftige Person? Mit wem kann/muss der Klärungsprozess begonnen und/oder weiterverfolgt werden?*«[38]

Fazit **Beachten Sie die zahlreichen Konsequenzen**

Diese Leitfragen verdeutlichen die Komplexität des Themenfeldes 6 auch für die Kurzzeitpflege.

42. Fehler: **In Themenfeld 6 Tagespflege gehört der Mittagsschlaf**

Liest man die Schulungsunterlagen, so ist in Themenfeld 6 vorwiegend von der »*Stärkung und Förderung der Alltagskompetenz des Tagesgastes*«[39] die Rede. Hier geht es darum, dem Tagesgast etwas zurückzugeben, was er Zuhause, womöglich allein lebend, nicht (mehr) hat. Die Frage in Themenfeld 6 ist also, welche Alltagskompetenz diese Person noch besitzt. Welche Fähigkeiten hat der Klient noch, die er daheim nicht mehr nutzen, aber durchaus in der Tagespflege einbringen kann.

---

[38] Die Pflegebeauftragte 2017, S. 43

[39] AaO., S. 43

Beispiel **Haushaltstätigkeiten unter Anleitung**

Fr. K.: »Zuhause kann ich nichts mehr kochen, das fällt mir alles schwer. Entweder kocht meine Tochter oder ich esse Brot.«
Pflegefachkraft: Fr. K. ist gern beim Kartoffelschälen oder Obstsalatrichten dabei. Es fällt ihr leicht, einfache Aufgaben in der Küche zu übernehmen.

Natürlich geht es im Themenfeld 6 auch um die Rückzugsbedürfnisse des Tagespflegegastes. Wer gewohnt ist, sich mittags nach dem Essen hinzulegen, wird dies auch in der Tagespflege tun wollen. Wer ggf. schon lange allein wohnt, möchte nicht zwingend mit 15 anderen Personen den ganzen Tag verbringen.

4 Fehler im Umgang mit der Risikomatrix

43. Fehler: **Man muss nicht jedes Kreuz in der Matrix erklären**

Die Aufgabe der Pflegefachkräfte ist es, die Risiken eines Klienten einzuschätzen. Hierzu bedarf es einer kompetenten Krankenbeobachtung. Dies hat zur Folge, dass man sich fachlich positionieren muss: Liegt ein Problem vor oder nicht? Man muss als Fachkraft seine Entscheidung vertreten können. Jedes Kreuz in der Risikomatrix hat also eine Konsequenz.

- Kreuzen Sie ein Ja bei einem Risiko an, muss das Problem im Themenfeld erkennbar sein. Es müssen Maßnahmen geplant und/oder eine Beratung erfolgen.
- Kreuzen Sie ein Nein bei den Risiken an, müssen entsprechende Ressourcen im Themenfeld erkennbar sein.

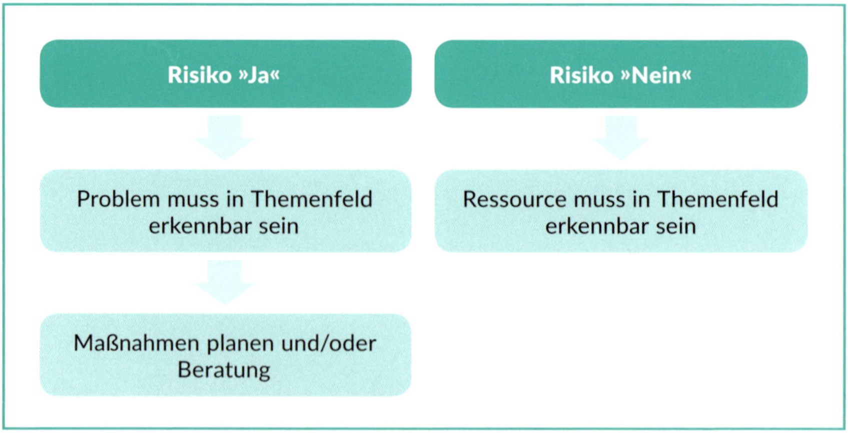

Abb. 8: Ankreuzen in der Risikomatrix und die Konsequenzen.

Sie müssen dabei nicht jedes Kreuz einzeln in jedem der fünf Themenfelder im Wortlaut niederschreiben. Aber im Gesamtkontext müssen sich die Kreuze für »Ja« oder »Nein« aus dem Text herauslesen lassen.

Beispiel Themenfelder und Beziehung zu den Risiken

Themenfeld 1
Dies hat immer etwas mit Erinnern, Vergessen, Verstehen, Erkennen zu tun.

Dekubitusrisiko
Nein: »Ich muss mich mittags hinlegen, das ist auch gut für meinen Popo.«
PK: Fr. W. legt sich mittags für eine Stunde auf ihr Sofa und döst.
Ja: » Ich weiß nichts mehr.«
PK: Hr. Z. würde sich nicht von sich aus bewegen.

Sturzrisiko
Nein: »Ich bin schon mal gestürzt, jetzt geh ich nicht mehr allein los.«
PK: Fr. T. weiß mit der Klingel umzugehen.
Ja: »Ich kann allein laufen.«
PK: Hr. S. vergisst seinen Rollator und vermisst ihn auch nicht.

Inkontinenz
Nein: »Ich merke ja noch, wenn ich muss.«
PK: Fr. I. meldet sich, wenn sie Hilfe benötigt.
Ja: »Ich mach alles allein.«
PK: Hr. U. findet die Toilette nicht, weiß nicht, wann es Zeit wäre zu gehen.

Schmerz
Nein: »Ich nehme eine Tablette, wenn es mir nicht gut geht.«
PK: Hr. H. nimmt Ibuprofen in Eigenregie. Kann sich bemerkbar machen, wenn er Hilfe braucht oder Schmerzen verspürt.
Ja: »Babababa, weg.«
PK: Hr. A. wird unruhig und nestelt vermehrt, wenn es ihm nicht gut geht

Ernährung
Nein: »Ich bin ja noch klar im Kopf und weiß, was ich tue.«
PK: Fr. M. verspürt Bedürfnisse und kann sich melden.
Ja: »Zum Glück habe ich alle Gedanken noch beisammen.«

PK: Hr. D. kann nicht selbst für seine Bedürfnisse sorgen, würde sich nicht bemerkbar machen, erzählt immer erst später, was los war.

Themenfeld 2

Dieses Themenfeld hat mit Bewegung und der Fähigkeit zur Bewegung zu tun und fällt den Pflegenden im Allgemeinen leicht.

Dekubitusrisiko
Nein: »Ich gehe jeden Mittag raus, bei Wind und Wetter, wer rastet der rostet.«
PK: Fr. N. bewegt sich umfassend selbst, kann Positionswechsel in Bett und Stuhl umfassend selbst durchführen
Ja: »Ich war im Turnvater-Jahn-Verein, ich hab genug Sport gemacht, jetzt ist Schluss.«
PK: Hr. O. sitzt tagsüber im Sessel, bewegt sich kaum, Gefahr des Dekubitus auf den Sitzhöckern.

Sturzrisiko
Nein: »Ich kann noch gut laufen, ich darf nicht unzufrieden sein.«
PK: Fr. S. geht selbstständig und sicher mit ihrem Rollator, kein erhöhtes Sturzrisiko erkennbar.
Ja: »Man muss sich halt durchschlagen, das Bein will nicht mehr so.«
PK: Hr. T. zieht das rechte Bein nach, bleibt damit auch auf flachen Böden hängen und stolpert.

Inkontinenz
Nein: »Ich geh selbst zur Toilette, nachts muss ich auch schon mal raus.«
PK: Fr. W. ist selbstständig in der Mobilität, geht ohne Hilfsmittel innerhalb des Hauses.
Ja: »Ich kann ja nichts mehr, meine Beine sind kaputt.«
PK: Fr. B. kann nicht allein zur Toilette und meldet sich oft zu spät.

Schmerz
Nein: »Ich kann beschwerdefrei fast alles machen, das ist gut so.«
PK: Fr. C. beklagt keinen Schmerz am Bewegungsapparat, keine Einschränkungen ersichtlich.

Ja: »Gerade morgens das Aufstehen ist die Hölle. Aber ich will ja nicht auf nüchternen Magen schon Schmerzmittel nehmen.«
PK: Fr. D. hat Schmerzen, insbesondere morgens beim Aufstehen, Schmerzmittel vor dem Aufstehen lehnt sie ab.

Ernährung
Nein: »Ich mach alles allein, zum Glück brauch ich niemand.«
PK: Fr. I. hat keine körperlichen Einschränkungen, die sie auf Hilfe angewiesen sein lassen.
Ja:
PK: Hr. L. kann aufgrund Kontrakturen beider Arme nicht selbst für sich sorgen.

Themenfeld 3

Dieses Themenfeld befasst sich mit den krankheitsbezogenen Anforderungen und Belastungen, natürlich in erster Linie aus Sicht des Klienten.

Dekubitusrisiko
Nein: »Ich reiße mich zusammen, jammern nutzt nichts.«
PK: Obwohl Hr. Z. Rheuma hat und immer wieder Schmerzen, bewegt er sich täglich umfassend.
Ja: »Ich bin krank und alt, ich muss gar nichts mehr.«
PK: Hr. Ö. hat diverse Tumoroperationen hinter sich, liegt sehr viel, Gefahr Dekubitus auf allen Auflageflächen.

Sturzrisiko
Nein: »Ich geh halt langsam und setze mich hin, wenn ich nicht mehr kann.«
PK: Fr. T. hat ausgeprägte COPD, ist rasch erschöpft, teilt sich ihre Kräfte ein.
Ja: »Ich brauch niemanden, ich bin alt genug.«
PK: Hr. V. leidet immer wieder unter Schwindelattacken, holt sich aber keine Hilfe. Ist bereits mehrfach gestürzt.

Inkontinenz
Nein: »Ich muss wegen meinen Wassertabletten oft auf Toilette.«
PK: Fr. P. ist kontinent und regelt die Ausscheidung selbst.

Ja: »Nach fünf Kindern ist es mit dem Einhalten nicht so einfach.«
PK: Fr. Z. hat Gebärmuttervorfall, bemerkt Harndrang meist zu spät.

Schmerz
Nein: »Seit ich das Pflaster nehme, merke ich keine Schmerzen mehr.«
PK: Hr. B. bekommt Schmerzpflaster aufgrund seines Rückenleidens, kommt gut damit zurecht, beklagt keine Schmerzen mehr.
Ja: »Wenn der liebe Gott mich doch holen würde, dann wäre es vorbei.«
PK: Trotz Schmerzmittel ist Fr. U. nicht immer schmerzfrei bei bekannten Metastasen.

Ernährung
Nein: »Ich habe Zucker, ich muss darauf achten, was ich esse.«
PK: Hr. Ü. verfolgt seine BZ-Werte und isst entsprechend. Er möchte verhindern, dass die Insulinmenge gesteigert werden muss.
Ja: »Ich habe Zucker, ich weiß, was ich essen soll und was besser nicht.«
PK: Hr. G. ist insulinpflichtiger Diabetiker, isst und trinkt aber alles, was ihm schmeckt. Darauf angesprochen sagt er oft: »Man lebt nur einmal.«

Themenfeld 4

Dieses Themenfeld befasst sich inhaltlich mit der Grundpflege, also Ausscheidung, Körperpflege, Kleiden, Ernährung und Trinken.

Dekubitusrisiko
Nein: »Ich habe eine schöne Haut für eine 81-jährige, finden Sie nicht?«
PK: Fr. U. ist eine gepflegte Dame, die auf ihr Äußeres achtet.
Ja: »Ihr mit eurer Wascherei, die Haut wird ganz dünn wenn ihr so weitermacht.«
PK: Hr. D. würde sich von sich auch nicht waschen, hat immer wieder Hautirritationen, insbesondere im Bereich des Gesäßes.

Sturzrisiko
Nein: »Ich geh nachts nicht raus, das ist mir zu gefährlich.«
PK: Fr. M. nutzt nachts den Toilettenstuhl, weil der Weg zur Toilette zu schwierig für sie ist.
Ja: »Wenn ich merke, dass was kommt, muss ich rennen.«

PK: Fr. A. bemerkt Harndrang zu spät oder geht zu spät zur Toilette. Da sie meist zwei Unterhosen unter ihrer Strumpfhose trägt, verheddert sie sich schon mal und wird dann hektisch.

Inkontinenz
Nein: »Ich bin zum Glück noch gut beieinander und kann mir selbst noch helfen.«
PK: Fr. E. ist kontinent und in der Ausscheidung nicht auf Hilfe angewiesen.
Ja: »Wenn man nicht mehr so kann, muss man geduldig sein.«
PK: Fr. Z. ist harninkontinent, bemerkt Harndrang nicht, akzeptiert Inkomaterial.

Schmerz
Nein: »Wenn ich mal aufgestanden bin, geht's mir gut.«
PK: Hr. T. hat bisweilen nachts Schmerzen beim Liegen, aber tagsüber ist er dadurch nicht beeinträchtigt und kann sich weitgehend selbst versorgen.
Ja: »Wenn mir nicht alles wehtun würde, könnte ich auch mehr machen.«
PK: Hr. F. kann seine Köperpflege nicht selbst durchführen wegen seiner Schmerzen in den Armen/Schultern.

Ernährung
Nein: »Ich mache mir keine Gedanken um das Thema Essen, noch nie.«
PK: Fr. U. achtet nicht bewusst auf ihre Figur, isst und trinkt, was ihr schmeckt. Ist und war schon aber immer zierlich. Trinkt im Schnitt 1000 ml am Tag, hat noch nie mehr getrunken.
Ja: »Mir schmeckt nichts mehr, lass mich am besten in Ruhe.«
PK: Fr. G. nimmt latent ab, isst nur kleine Portionen, möchte nicht bedrängt werden. ist nicht gewohnt, spät abends noch zu essen.

Themenfeld 5

Hier geht es um die sozialen Beziehungen im Allgemeinen und im Besonderen.

Dekubitusrisiko
Nein: »Mein Hund hält mich auf Trab.«
PK: Hr. W. geht täglich mit seinem Hund spazieren. Der Hund ist sein wichtigster Lebensmittelpunkt.

Ja: »Der soll sitzen bleiben, sonst fällt er wieder hin oder läuft mir vor den Füßen rum, der kann doch gar nicht mehr.«
PK: Fr. O. hindert ihren Mann am Aufstehen, möchte, dass er nur im Sessel sitzt. Fr. O. lässt diesbezüglich nicht mit sich reden.

Sturzrisiko
Nein: »Ich muss ja nichts machen, mein Mann macht alles für mich.«
PK: Fr. H. ist bei ihrem Mann in guten Händen, er nimmt ihr alle Wege ab und hilft, wo er kann.
Ja: »Der Teppich bleibt liegen! Wie sieht das aus ohne? Nein, das will ich nicht.«
PK: Fr Z. möchte auf den Läufer im Bad nicht verzichten, obwohl dieser eine Stolperfalle darstellt.

Inkontinenz
Nein: »Wenn ich was brauche, kommt Hermann.«
PK: Hr. E. lebt mit seinem Bruder zusammen, der sich rührend um ihn kümmert.
Ja: »Ich bin halt allein.«
PK: Fr. L. lebt allein und hat so keine Möglichkeit, nachts auf Toilette zu gelangen.

Schmerz
Nein: »Ich versuche, das Beste daraus zu machen und meine Kinder helfen mir auch.«
PK: Fr. L. ist immer beschäftigt, hat immer etwas zu tun, das ist offenbar gut und lenkt sie ab, sie beklagt keine Schmerzen im Allgemeinen.
Ja: »Wenn man niemanden hat, ist man arm dran. Was soll ich noch hier?«
PK: Hr. N. lebt allein, ist oft traurig, scheint sich aufgegeben zu haben, beklagt häufig Schmerzen in unserer Abwesenheit.

Ernährung
Nein: »Wir essen immer zusammen, das ist schön.«
PK: Hr. M. ist und isst gern in Gesellschaft, fühlt sich am wohlsten unter anderen und isst dann mit Appetit.
Ja: »Ich bin halt immer allein, es ist keiner mehr übriggeblieben.«
PK: Fr. C. fühlt sich allein, isst nicht regelmäßig. Verliert daher Gewicht.

Fazit **Die Risikomatrix zeigt die Gesundheitsrisiken**

Ganz gleich, ob Sie die Matrix von oben nach unten oder von links nach rechts bearbeiten – wichtig ist, dass jedes »Ja« und jedes »Nein« mit dem entsprechenden Themenfeld in Beziehung steht. Und jedes »Ja« muss auch eine Handlung nach sich ziehen. Ob Sie eine Prophylaxe planen oder nur beraten können, hängt wesentlich vom Klienten ab.

44. Fehler: Die Risikomatrix ist das Abbild der Expertenstandards

Die Risikomatrix ist, wie in den Schulungsunterlagen steht, eine wissenschaftliche Grundlage, der sogenannte *»Rückgriff auf pflegewissenschaftlich systematisiertes Wissen«*.[40]

Das bedeutet aber keinesfalls, dass dabei die Expertenstandards als Vorbild gedient haben, auch wenn die Aufzählung in der Risikomatrix denen der ersten Expertenstandards ähnelt. Nein. Nicht die Expertenstandards standen Pate bei der Risikomatrix, sondern *»am häufigsten vorkommenden Risiken und Phänomene, die mit zunehmenden Alter und bei vorliegender Pflegebedürftigkeit von herausragender Bedeutung sind.«*[41]

Inhaltlich unterscheidet sich die fachliche Einschätzung zu den Risiken
- Dekubitus,
- Sturz,
- Ernährung,
- Inkontinenz,
- Schmerz,

---

[40] AaO., S. 56
[41] Ebd.

natürlich nicht von den Expertenstandards. Die Einschätzung der Fachkraft hat aber neben den bekannten Erläuterungen zu den Risiken aus den Expertenstandards auch die individuelle Situation des Klienten im Blick.

Info
Die Expertenstandards sind Empfehlungen, die der Fachkraft bei der Einschätzung als Unterstützung dienen.

45. Fehler: **Die Risikomatrix erspart die Risikoskalen**

Die Risikomatrix als letztes Feld der SIS® besteht aus einem systematischen Ankreuzverfahren und im Prinzip schnell erledigt. Vorausgesetzt, man kennt den Klienten gut.

Kennt man den Klienten nicht oder nicht gut, kann es durchaus sinnvoll sein, auf die bewährten Assessments zurückzugreifen. Denn neben jedem Risiko in der Matrix gibt es ein Kästchen (»weitere Einschätzung notwendig ›Ja‹ oder ›Nein‹«) (▶ Abb. 9). Diese weitere Einschätzung bedeutet zwingend eine Wiederholung zum späteren Zeitpunkt oder ein Kollege, der seine Einschätzung abgibt. Auch ein Assessment kann eine solche »weitere Einschätzung« bedeuten.

Info
Die Risikoskalen sind mit Nutzung der Risikomatrix lediglich als schematische, vom Klienten losgelöste Einschätzung ad acta gelegt worden. Das heißt nicht, dass Sie keinerlei Assessments mehr brauchen.

Gerade in der Einschätzung des Ernährungsrisikos gibt es durchaus berechtigte und sinnvolle Skalen wie z.B. den PEMU-Bogen, der die Gedanken der Fachkräfte in Sachen »Ernährung« noch einmal anders fokussiert.

46. Fehler: **Man braucht trotz Risikomatrix auch Risikoskalen**

Die Tatsache, dass man die Assessments wie gerade beschrieben weiternutzen kann, ist nicht gleichbedeutend mit der Tatsache, dass man diese für einen Klienten nutzen muss.

»Das Prinzip der Abkehr des schematischen Einsatzes von Checklisten und Erhebungsinstrumenten im Strukturmodell hat den Vorteil, dass Risiken und Phänomene nun im konkreten Zusammenhang mit dem Befund in den Themenfeldern betrachtet werden.«[42]

Außerdem: *»Künftig zu verwendende Differenzialassessments oder bestimmte Instrumente (z.B. Braden-Skala, Trinkprotokoll, Schmerzskalen) werden durch das Pflege- und Qualitätsmanagement festgelegt und für den fachlich begründeten Einsatz im individuellen Fall im Qualitätshandbuch vorgehalten. Es schließt damit einen schematischen und periodisch wiederkehrenden Gebrauch bei allen Bewohnern oder Klienten spezieller Dokumente aus.«*[43]

Fazit **Assessments individuell verwenden**

Nutzen Sie keine Assessments oder Skalen für alle Klienten. Nehmen Sie die Instrumente nur dort, wo sie benötigt werden und sinnvoll sind.

[42] AaO., S. 49
[43] AaO., S. 93

47. Fehler: **Wenn »weitere Einschätzung notwendig« angekreuzt wird, muss man eine Skala nutzen**

Sieht man sich die Risikomatrix an, so steht hinter jeder Einschätzung, ob ein Risiko vorliegt oder nicht, jeweils die Möglichkeit, eine weitere Einschätzung vorzunehmen (▶ Abb. 9).

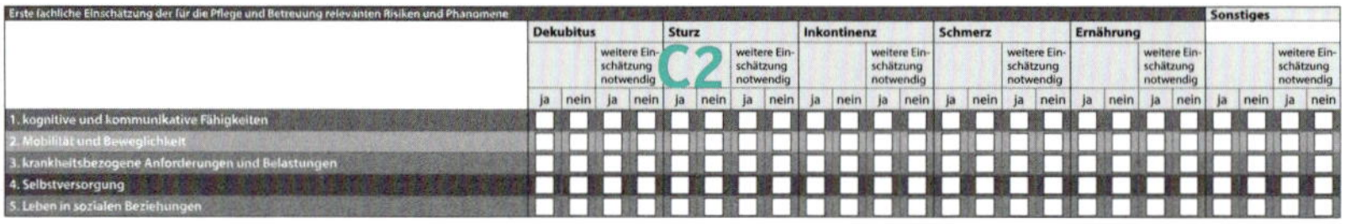

Erste fachliche Einschätzung der für die Pflege und Betreuung relevanten Risiken und Phänomene	Dekubitus				Sturz				Inkontinenz				Schmerz				Ernährung				Sonstiges			
			weitere Einschätzung notwendig		C2		weitere Einschätzung notwendig				weitere Einschätzung notwendig				weitere Einschätzung notwendig				weitere Einschätzung notwendig				weitere Einschätzung notwendig	
	ja	nein	ja	nein	ja	nein	ja	nein	ja	nein	ja	nein	ja	nein	ja	nein	ja	nein	ja	nein	ja	nein	ja	nein
1. kognitive und kommunikative Fähigkeiten	☐	☐	☐	☐	☐	☐	☐	☐	☐	☐	☐	☐	☐	☐	☐	☐	☐	☐	☐	☐	☐	☐	☐	☐
2. Mobilität und Beweglichkeit	☐	☐	☐	☐	☐	☐	☐	☐	☐	☐	☐	☐	☐	☐	☐	☐	☐	☐	☐	☐	☐	☐	☐	☐
3. krankheitsbezogene Anforderungen und Belastungen	☐	☐	☐	☐	☐	☐	☐	☐	☐	☐	☐	☐	☐	☐	☐	☐	☐	☐	☐	☐	☐	☐	☐	☐
4. Selbstversorgung	☐	☐	☐	☐	☐	☐	☐	☐	☐	☐	☐	☐	☐	☐	☐	☐	☐	☐	☐	☐	☐	☐	☐	☐
5. Leben in sozialen Beziehungen	☐	☐	☐	☐	☐	☐	☐	☐	☐	☐	☐	☐	☐	☐	☐	☐	☐	☐	☐	☐	☐	☐	☐	☐

Abb. 9: Risikomatrix (stationär).

Die fachliche Einschätzung erfolgt immer durch eine Fachkraft mit ihrer persönlichen Einschätzung der individuellen Situation des Klienten. Ist sich die Fachkraft nicht ganz sicher, was bei einer Ersterhebung durchaus der Fall sein kann, so kann sie bei der Frage der weiten Einschätzung durchaus ein »Ja« ankreuzen.

»Falls ja, ist die nächste Frage zu beantworten: Ist eine weitere Einschätzung notwendig: ja oder nein? Falls ja, entscheidet die Pflegefachkraft wodurch die weitere Einschätzung erfolgen soll (befristete Beobachtungsphase oder weitere Fachexpertise oder standardisiertes Instrument).«[44]

Das bedeutet, die Fachkraft entscheidet nicht nur, ob, sie entscheidet auch, wie die weitere Einschätzung erfolgt. Die Fachkraft kann, muss aber keinesfalls ein anderes Assessment nutzen. Sie kann genauso gut Kollegen oder Externe zu Rate ziehen, die sogenannte Fachexpertise oder eine weitere Einschätzung nach kurzer Zeit wiederholen.

---

[44] AaO., S. 51

Info
Ein standardisiertes Instrument für die weitere Einschätzung zu nutzen, ist lediglich eine Möglichkeit unter mehreren.

48. Fehler: **Das Feld »Beratung« ist nur ambulant erforderlich**

Die SIS® inklusive der Risikomatrix ist ambulant leicht anders aufgebaut als stationär. Die ambulante Matrix enthält hinter jedem Risikobereich die Ankreuzmöglichkeit der Beratung.

Erste fachliche Einschätzung der für die Pflege und Betreuung relevanten Risiken und Phänomene	Dekubitus					Sturz				
			weitere Einschätzung notwendig		Beratung			weitere Einschätzung notwendig		Beratung
	ja	nein	ja	nein		ja	nein	ja	nein	
1. kognitive und kommunikative Fähigkeiten	☐	☐	☐	☐	☐	☐	☐	☐	☐	☐
2. Mobilität und Beweglichkeit	☐	☐	☐	☐	☐	☐	☐	☐	☐	☐
3. krankheitsbez. Anforderungen u. Belastungen	☐	☐	☐	☐	☐	☐	☐	☐	☐	☐
4. Selbstversorgung	☐	☐	☐	☐	☐	☐	☐	☐	☐	☐
5. Leben in sozialen Beziehungen	☐	☐	☐	☐	☐	☐	☐	☐	☐	☐

	Inkontinenz					Schmerz				
			weitere Einschätzung notwendig		Beratung			weitere Einschätzung notwendig		Beratung
	ja	nein	ja	nein		ja	nein	ja	nein	
1. kognitive und kommunikative Fähigkeiten	☐	☐	☐	☐	☐	☐	☐	☐	☐	☐
2. Mobilität und Beweglichkeit	☐	☐	☐	☐	☐	☐	☐	☐	☐	☐
3. krankheitsbez. Anforderungen u. Belastungen	☐	☐	☐	☐	☐	☐	☐	☐	☐	☐
4. Selbstversorgung	☐	☐	☐	☐	☐	☐	☐	☐	☐	☐
5. Leben in sozialen Beziehungen	☐	☐	☐	☐	☐	☐	☐	☐	☐	☐

	Ernährung					Sonstiges				
			weitere Einschätzung notwendig		Beratung			weitere Einschätzung notwendig		Beratung
	ja	nein	ja	nein		ja	nein	ja	nein	
1. kognitive und kommunikative Fähigkeiten	☐	☐	☐	☐	☐	☐	☐	☐	☐	☐
2. Mobilität und Beweglichkeit	☐	☐	☐	☐	☐	☐	☐	☐	☐	☐
3. krankheitsbez. Anforderungen u. Belastungen	☐	☐	☐	☐	☐	☐	☐	☐	☐	☐
4. Selbstversorgung	☐	☐	☐	☐	☐	☐	☐	☐	☐	☐
5. Leben in sozialen Beziehungen	☐	☐	☐	☐	☐	☐	☐	☐	☐	☐

Abb. 10: Risikomatrix ambulant.

Das Ankreuzen der Beratung ist ambulant einerseits sehr wichtig, andererseits auch einfach. Den in allen Fällen, in denen der Pflegedienst keine Dienstleistung erbringen kann, weil er nicht dafür beauftragt wurde, kann er nur beraten.

Stationär verhält sich das anders: Der Klient ist rund um die Uhr im Haus. Da kann man ihm – anders als ambulant – keine guten Ratschläge bis zum nächsten Besuch erteilen. Dennoch ist die Beratung auch teilstationär und stationär Pflicht. Schauen wir die jeweiligen Expertenstandards[45]:

[45] Vgl. https://www.dnqp.de/de/expertenstandards-und-auditinstrumente/

- Expertenstandard Dekubitusprophylaxe, 2. Akt. 2017:
  - Prozessqualität 3: *»Die Pflegefachkraft erläutert dem Patienten/Bewohner und gegebenenfalls seinen Angehörigen die Dekubitusgefährdung und die Durchführung von prophylaktischen Maßnahmen und deren Evaluation.«*
- Expertenstandard zur Sturzprophylaxe in der Pflege, 1. Akt. 2013
  - Prozessqualität 2: *»Informiert den Patienten/Bewohner und seine Angehörigen über das festgestellte Sturzrisiko und Beratung und ggf. Schulungen zu den Interventionen an.«*
- Expertenstandard Förderung der Harnkontinenz in der Pflege, 1. Akt. 2014
  - Prozessqualität 3: *»Die Pflegefachkraft informiert und berät den Patienten/Bewohner und seine Angehörigen über das Ergebnis der pflegerischen Einschätzung und bietet in Absprache mit den beteiligten Berufsgruppen eine ausführliche Beratung zur Kontinenzerhaltung – oder Förderung und ggf. zur Kompensation einer Inkontinenz an.«*
- Expertenstandard Schmerzmanagement in der Pflege bei chronischen Schmerzen, April 2015
  - Prozessqualität 3a: *»Die Pflegefachkraft informiert, schult und berät den Patienten/Bewohner und ggf. seine Angehörigen in enger Abstimmung mit den an der Versorgung beteiligten Berufsgruppen versorgungsbereichsspezifisch und auf Basis individuell ausgehandelter Ziele zu seiner Schmerzsituation und trägt zur Stärkung seiner Selbstmanagementkompetenzen bei.«*
- Expertenstandard Ernährungsmanagement zur Sicherung und Förderung der oralen Ernährung in der Pflege, 1. Akt. 2017
  - Prozessqualität 5: *»Die Pflegefachkraft informiert und berät den Patienten/Bewohner und seine Angehörigen über Entstehung und Folgen einer Mangelernährung und Möglichkeiten einer angemessenen Ernährung und leitet gegebenenfalls zur Umsetzung von Maßnahmen an.«*

Info

In jedem Expertenstandard werden die Information und Beratung des Klienten verlangt. Auch wenn es in der Risikomatrix kein Feld für die Beratung gibt (wie z. B. in der stationären Variante).

49. Fehler: Es reicht aus, »Beratung« in der Risikomatrix anzukreuzen

Die Beratung ist ein wichtiger Bestandteil des fachlichen Umgangs mit Risiken bei den Klienten, ebenso wie das Kreuz zur Beratung in der Risikomatrix der ambulanten Pflege.

Aber ein Kreuz ist nicht alles. Wie bereits dargelegt, muss man den Klienten nachweislich beraten. Dieser Nachweis ist nicht zwangsläufig durch ein separates Formular zu belegen (siehe nächster Fehler). Aber die Beratung muss inhaltlich dargelegt werden.

So kann man beispielsweise in den entsprechenden Themenfeldern der SIS® erklären, was mit dem Klienten vereinbart wurde und welche Informationen ihm bezüglich seines bestehenden Risikos gegeben wurden.

Fazit **Das Kreuz in der Risikomatrix ist wichtig**

Aber Inhalte und Informationen zur Beratung müssen sich in der Dokumentation des Klienten wiederfinden.

50. Fehler: Wer Beratung ankreuzt, muss ein Beratungsformular nutzen

Die Beratung eines Klienten bei bestehenden Risiken ist Pflicht, das erkennen wir aus den jeweiligen Expertenstandards (▸ 48. Fehler).

Die Beratung bedeutet aber keinesfalls, dass ein separates Formular genutzt werden muss. Die Beratung und Information kann ganz einfach in den Themenfeldern geschehen.

»Für den Komplex ›Beratung‹ wird in der ambulanten Pflege nicht selten ein knapper Zusatzbogen zur Erfassung der Beratungsleistungen und ihrer Ergebnisse geführt. Dies erscheint unter den Rahmenbedingungen der ambulanten

Pflege sinnvoll, ist aber nicht unbedingt erforderlich, da die Ergebnisse in den Themenfeldern erfasst werden können. Die Festlegung des Verfahrens ist eine Entscheidung des Pflege- und Qualitätsmanagements der jeweiligen Einrichtung. Es bedarf hier aber nur einer knappen Ergebnissicherung (Thema und Ergebnis) und keiner ausführlichen Darstellung der Beratung im Einzelnen.«[46]

Beispiel **Informationen zur Beratung**

Fr. K. weiß, dass sie nicht den ganzen Tag im Sessel sitzen soll, sondern sich auch mal kurz hinlegen muss, um die Sitzbeinhöcker zu entlasten.
Fr. L. weiß, dass sie nicht allein aufstehen soll, sondern Hilfe holen.
Fr. M. weiß, dass sie spätestens nach drei Stunden zur Toilette gehen sollt, um übermäßigen Harndrang zu vermeiden.
Fr. N. weiß, dass sie jederzeit auch Süßigkeiten essen kann und soll, um sich die nötigen Kalorien zuzuführen.
Fr. O. weiß, dass sie schnelle Bewegungen vermeiden sollte, weil diese oft Schmerzen im Rücken auslösen.

Info

Stehen in den Themenfeldern die Informationen zu den Kreuzen in der Risikomatrix, bedarf es keiner weiteren Formulare, um eine Beratung zu verdeutlichen.

[46] Die Patientenbeauftragte 2017, S. 49

51. Fehler: **Die Risikomatrix wird nur von oben nach unten ausgefüllt**

Die Risikomatrix ist in der Regel am Ende einer SIS® auszufüllen, wenn die Themenfelder gefüllt sind. Erst dann hat man die nötigen Informationen zu den jeweiligen Risiken erhoben. Für viele Mitarbeiter bedeutet das, sie nehmen sich ein Risiko vor, z. B. Dekubitusrisiko, und arbeiten dann entlang der Themenfelder dieses Risiko ab.

Erste fachliche Einschätzung der für die Pflege und Betreuung relevanten Risiken und Phä				
	Dekubitus			
			weitere Einschätzung notwendig	
	ja	nein	ja	nein
1. kognitive und kommunikative Fähigkeiten	☐	☐	☐	☐
2. Mobilität und Beweglichkeit	☐	☐	☐	☐
3. krankheitsbez. Anforderungen u. Belastungen	☐	☐	☐	☐
4. Selbstversorgung	☐	☐	☐	☐
5. Leben in sozialen Beziehungen	☐	☐	☐	☐

Abb. 11: Detail »Dekubitusrisiko« aus der Risikomatrix.

Mit der Risikomatrix als Richtschnur, fragen die Pflegekräfte: Hat der Klient ein Dekubitusrisiko, was durch

- Kognition/Kommunikation,
- Mobilität und Beweglichkeit,
- krankheitsbezogene Anforderungen und Belastungen,
- Selbstversorgung,
- Leben in sozialer Beziehung

beeinflusst wird?

Anschließend nehmen sich die Pflegekräfte das nächste Risiko vor und arbeiten es ebenso ab. Allerdings bedeutet dies, dass man vom Risiko ausgehend immer wieder in die Themenfelder sehen und abgleichen muss, ob der Inhalt im Themenfeld mit dem Kreuz in der Matrix übereinstimmt.

Mein Vorschlag: Fragen Sie sich, während Sie ein Themenfeld bearbeiten, ob es Einfluss auf ein Risiko hat. Gehen Sie die Risikomatrix also von links nach rechts durch. So bleiben Sie gedanklich an einem Themenfeld.

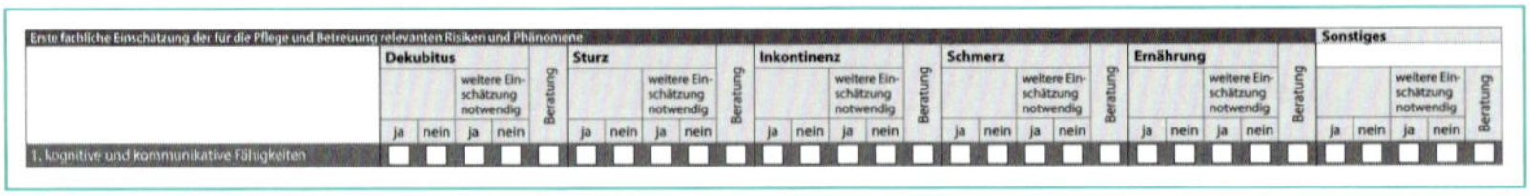

Abb. 12: Detailansicht der Risiken in der Risikomatrix.

Zudem lassen auch die Schulungsunterlagen 2.0 dieses Vorgehen zu[47]:
»Zwei Varianten im Vorgehen bei der Anwendung der Risikomatrix:

Variante A: Die Risikomatrix wird je Themenfeld von links nach rechts ausgefüllt. Es werden nacheinander die Informationen pro Themenfeld in Verbindung mit den Risiken/Phänomenen Dekubitus, Sturz, Inkontinenz, Schmerz und Ernährung fachlich bewertet und entsprechend mit ja oder nein angekreuzt.

Variante B: Die Risikomatrix wird je Risiko/Phänomen von oben nach unten ausgefüllt. Ausgehend von dem jeweiligen Risiko/Phänomen werden die Informationen hierzu aus jedem der Themenfelder fachlich bewertet und entsprechend mit ja oder nein angekreuzt.«

Beispiel **Variante A**

Fr. K. hat Einbußen in der Kognition. Daher geht man alle Risiken anhand des Themenfeldes 1 durch:
Fr. K: »Zum Glück weiß ich, was ich tue. Ich weiß, was ich will und was nicht. Ich bin 83 und lass mir nichts mehr sagen.«
PK: Fr. K. ist eine selbstbestimmte Person, überschätzt sich teils in ihren körperlichen Fähigkeiten, will eigenständig bleiben und niemandem zur Last fallen.
Fazit: Man kann in der Risikomatrix für alle Risiken »Nein« ankreuzen.

[47] AaO., S. 50

5 Fehler im Umgang mit den Expertenstandards

52. Fehler: **Bei Risiken wird mit Textbausteinen geabeitet**

Einige Dokumentationshersteller von Software für die Pflegedokumentation arbeiten schon viele Jahre mit Textbausteinen. Das sollte den Pflegekräften das Ausfüllen der Pflegeplanungen erleichtern. Für das Strukturmodell wurde das bei bestimmten Firmen punktuell auch so eingeführt. Das Projektbüro EinSTEP hat sich lange gegen dieses Vorgehen gewehrt. So steht auch in der aktuellen Schulungsunterlage der Passus: *»Auf keinen Fall ist mit vorgefertigten Textbausteinen zu arbeiten, da diese mit den Prinzipien einer individuellen Situationseinschätzung und dem Verständigungsprozess (Personzentrierte Pflege) im Strukturmodell nicht in Einklang zu bringen sind.«*[48]

Außerdem: Die Aussagen des Klienten stehen in jedem Themenfeld vorab als direkte Rede. Wie will man diese Aussagen standardisieren? Wie will man die fachliche Einschätzung der Pflegefachkraft, die stets eine Antwort auf die Aussage des Klienten ist, standardisieren?

Gar nicht. Wer dies versucht, hat das Strukturmodell nicht verstanden, auch und gerade bezüglich der Risiken. Die Zeit, in der wir Sturzrisiken pauschal niedergeschrieben und die immer gleichen Maßnahmen draufsetzen konnten (auf feste Schuhe achten, Stolperfallen entfernen, an Hilfsmittel erinnern etc.) müssen ein für alle Mal vorbei sein.

[48] AaO., S. 35

Fazit **Textbausteine eignen sich nicht**

Wer eine individuelle SIS® hat, verfügt über individuell eingeschätzte Risiken beim Klienten und folglich auch über individuell abgeleitete Maßnahmen aus den bestehenden individuellen Problemen. Eine Arbeit mit Textbausteinen ist hier gar nicht möglich.

53. Fehler: **Der Expertenstandard Erhaltung und Förderung der Mobilität wird nicht berücksichtigt**

Der Expertenstandard »Erhaltung und Förderung der Mobilität«[49] vom Juni 2014 ist der bisher einzige, der durch die Gesetzliche Krankenversicherung (GKV) in Auftrag gegeben wurde. So steht es auf der Homepage des DNQP (Deutsches Netzwerk für Qualitätsentwicklung in der Pflege): »Der im Auftrag der Vertragsparteien nach § 113 SGB XI durch das DNQP entwickelte und konsentierte Expertenstandard ›Erhaltung und Förderung der Mobilität‹ wurde im Juni 2014 an den GKV-Spitzenverband übergeben.«[50]

Das bedeutet auch: Es gibt keine gesetzliche Verpflichtung zur Einführung dieses Expertenstandards, denn dazu muss ein Expertenstandard im Bundesanzeiger veröffentlicht werden (§113a SGB XI): *»(3) Die Expertenstandards sind im Bundesanzeiger zu veröffentlichen. Sie sind für alle Pflegekassen und deren Verbände sowie für die zugelassenen Pflegeeinrichtungen unmittelbar verbindlich. Die Vertragsparteien unterstützen die Einführung der Expertenstandards in die Praxis.«* Das ist beim genannten Expertenstandard nie geschehen.

Das heißt, die Umsetzung des Expertenstandards zur Mobilitätsförderung ist derzeit noch freiwillig. Voraussichtlich bis mindestens 2020 wird

---

49 DNQP (2014): Expertenstandard nach § 113a SGB XI Erhaltung und Förderung der Mobilität in der Pflege. Osnabrück.

50 https://www.dnqp.de/de/expertenstandards-und-auditinstrumente/#c28967

der Standard nicht verpflichtend umzusetzen sein. Einrichtungen können, müssen diesen Standard aktuell also weder einführen noch umsetzen.

»Der erweiterte Qualitätsausschuss Pflege hat im Februar 2018 mit der Mehrheit seiner Mitglieder die freiwillige Einführung des Expertenstandards Mobilität für zunächst zwei Jahre beschlossen. Parallel soll eine Aktualisierung des Expertenstandards und eine Begleitforschung erfolgen.«[51]

54. Fehler: Der Expertenstandard Beziehungsgestaltung in der Pflege von Menschen mit Demenz hat mit den Themenfeldern nichts zu tun

Der neueste Expertenstandard in der Pflege, der Expertenstandard zur Beziehungsgestaltung in der Pflege mit Menschen mit Demenz, ist der erste seiner Art. Denn es geht in diesem Standard nicht um pflegerische Risiken, sondern erstmals um eine Beziehungsgestaltung. Der Standard ist jedoch noch nicht im Bundesanzeiger veröffentlicht (Stand: Januar 2019) und das bedeutet, noch nicht gesetzlich verpflichtend.

Aber dennoch fragen sich Pflegekräfte, wie sie diesen Standard auch noch in die Themenfelder bringen. Ergibt es überhaupt Sinn, einen Expertenstandard über Themenfelder »abzuarbeiten«?

Meine Ansicht hierzu ist, dass Sie in jedem Themenfeld, in dem Sie etwas beobachten, diese Beobachtung – ebenso wie die Perspektive des Klienten und seine Reaktion auf das Umfeld – aufzeigen können.

---

[51] https://www.gkv-spitzenverband.de/pflegeversicherung/qualitaet_in_der_pflege/ expertenstandards/expertenstandards.jsp

Beispiel **Beziehungsgestaltung und Themenfelder**

Themenfeld 1

Fr. K: »Zum Glück habe ich noch meinen Verstand beisammen und bin nicht dumm. Ich war auf einer guten Schule, ich war überall beliebt.«
PK: Fr. K. ist empfänglich für ehrliches Lob, wenn ihr ein Sprichwort einfällt oder man sie um Rat fragt, wie sie dieses oder jenes machen würde. Wenn sie andere Bewohner reglementiert, kann man ihr erklären, dass diese eben nicht auf der gleichen Schule gewesen sind wie sie und sich daher anders verhalten. Dann lobt sie ihre Schule und ist abgelenkt.
Fr. R. »Wenn ich nur mal nicht meine Gedanken verliere wie die anderen hier, ist doch furchtbar!«
PK: Fr. R. vergisst vieles im Alltag – man kann sie gut darauf hinweisen, z. B.: »Fr. R., Sie wollten doch noch ...«, dann sagt sie »Ja«, und macht es. Wenn man sie bittet, anderen zu helfen, macht sie das gern und fühlt sich dann besser, weil sie nicht Teil der Gruppe ist und vermeintlich mehr kann.

Themenfeld 1 oder 2

Hr. J. läuft unentwegt den Flur auf und ab, er geht sicher ohne Hilfsmittel. Er hält sich am Handlauf fest, weicht anderen Bewohnern aus, bleibt möglichst immer auf der rechten Seite. Am Flurende dreht er um und geht zurück. Er spricht mit niemandem, schaut aber jedem Entgegenkommenden ins Gesicht. Lächelt auf Ansprache, bleibt aber selten stehen.

Themenfeld 5

Fr. A.: »Mein Mann weiß nichts mehr. Ich denke, er kennt mich nicht einmal mehr. Wir sind über 50 Jahre verheiratet, das ist traurig.«
PK: Hr. A. spricht nicht, sitzt gern alleine, schaut aus dem Fenster, sieht nicht unzufrieden aus. Seine Frau kümmert sich rührend um ihn. Sie hat gelernt, dass sie nichts persönlich nehmen soll, wenn ihr Mann nicht auf sie reagiert. Zu Spaziergängen kann er motiviert werden, wenn nicht, zeigt er das, indem er nicht aufsteht und den Kopf wegdreht.
In den Maßnahmenplan oder die Tagesstruktur trägt man entsprechend die geplanten Maßnahmen ein und führt diese wie geplant durch. Abweichungen werden mit Begründung im Pflegebericht niedergeschrieben. Dieser Plan wird regelmäßig und bei allen Veränderungen evaluiert.

55. Fehler: Ob eine Dekubitusgefahr besteht, kann man erst nach der ersten Nacht ankreuzen

Der Hauptfaktor für Dekubitus ist Druck in Verbindung mit Zeit. Nun ist es auch so, dass die meisten Klienten tagsüber eher nicht im Bett liegen, sondern nur nachts. Wie sich jemand im Bett positionieren kann und ob man direkt einen Zusammenhang zum Dekubitusrisiko sieht, ist also nach einer Nacht am ehesten erkennbar. Dennoch haben Sie keine Zeit dafür, auch nur eine Nacht zu warten.

Im Expertenstandard[52] Dekubitusprophylaxe ist zu lesen: »*Die Einschätzung des individuellen Dekubitusrisikos sollte immer möglichst bald nach der Aufnahme erfolgen. Leitlinienempfehlungen zu Folge sollten nicht mehr als 8 Stunden zwischen Aufnahme und Risikoassessment liegen.*« In der externen Qualitätsprüfung ist die Einschätzung bis spätestens 24 Stunden nach Aufnahme gefordert.

Fazit **Es kommt auf Ihre Kompetenz an**

Nutzen Sie Ihr Wissen in der Krankenbeobachtung und schätzen Sie das Dekubitusrisiko umgehend, am ersten Tag der Aufnahme, ein. Ihre Einschätzung können Sie jederzeit aktualisieren und bei Bedarf anpassen.

56. Fehler: Wer sich im Bett nicht positionieren kann, wird als dekubitusgefährdet eingestuft

Menschen, die ihre Position im Bett nicht umfassend verändern können, gelten gemeinhin als dekubitusgefährdet. Das stimmt aber nur auf den ersten Blick. Wer hat nicht schon Klienten versorgt, gerade auch ambulant, die stundenlang im Bett liegen, aber dennoch keine Rötungen aufweisen?

[52] DNQP (2017): Expertenstandard Dekubitusprophylaxe in der Pflege, 2. Aktualisierung. Osnabrück, S. 70

Selbst wenn ein solcher Klient nachts nicht gelagert wird, bekommt er keine Rötungen, die auf einen Dekubitus hinweisen. Offenbar genügen Mikrobewegungen des Klienten, um ihn vor einem Dekubitus zu schützen.

»Die schädigenden Effekte der Druck- und Scherkrafteinwirkung hängen sowohl von der Zeitdauer als auch der Stärke dieser Einwirkung ab, jedoch ist es nach dem aktuellen Stand der Forschung nicht möglich, einen gültigen Schwellenwert zu definieren, der zwischen einer noch akzeptablen und einer potenziell schädlichen Dauer und Stärke der Druck- und Scherkrafteinwirkung unterscheidet. Ob eine Person einen Dekubitus entwickelt, hängt nicht nur von Art, Dauer und Stärke der einwirkenden physikalischen Kräfte ab, sondern auch vom Vorliegen weiterer Risikofaktoren.«[53] Das kann u. a. auch der Hautzustand und Durchblutung sein.

57. Fehler: Untergewichtige werden stets als dekubitusgefährdet eingestuft

Die Hauptrisikofaktoren für Dekubitus sind Druck in Verbindung mit Zeit, Scherkräfte und Reibung. Wenn keiner dieser Parameter zutrifft, ist die Wahrscheinlichkeit für einen Dekubitus relativ gering bzw. nicht vorhanden.

Die Ernährung spielte in der ersten Fassung des Expertenstands zur Dekubitusprophylaxe eine weitaus größere Rolle als in der heute vorliegenden Fassung von 2017. Es gibt über 100 identifizierte Dekubitusrisikofaktoren, nur einer davon ist der Ernährungszustand. Und man darf diese Risikofaktoren nicht isoliert betrachten. *»Das Vorhandensein eines Risikofaktors erhöht die Wahrscheinlichkeit, dass ein Dekubitus auftritt. Das bedeutet jedoch nicht, dass dieser zwingend kausal wirkt.«*[54]

---

[53] DNQP 2017, S. 20

[54] AaO., S. 63

Fazit **Ernährung ist nicht allein ausschlaggebend**

Das Untergewicht bedeutet nicht automatisch, dass ein Klient dekubitusgefährdet ist. Es ist nur ein Risiko von vielen anderen Risikofaktoren!

58. Fehler: **Annahme, alle Klienten seien sturzgefährdet**

»Jeder Mensch hat ein Risiko zu stürzen«, so steht in der Präambel[55] des Expertenstandards Sturzprophylaxe in der Pflege. Wollen Sie deshalb wirklich bei jedem Klienten und auch bei sich selbst ein »Ja« beim Sturzrisiko in der Matrix ankreuzen? Und wenn, in welchem Themenfeld?

Wir alle sind schon einmal gestürzt, viele von uns sicherlich mehrfach. Es liegt einfach in der Natur des Menschen, weil wir unachtsam sind, eine Situation falsch ein- oder uns überschätzen. Gestürzt zu sein ist jedoch nicht immer gleichbedeutend mit der Tatsache, ein Sturzrisiko zu haben.

Im Expertenstandard geht es primär darum, die individuelle Gefahr eines Klienten herauszufinden und zu schauen, wo dieser Klient eine »erhöhte Sturzgefahr« hat.

Info
Es geht darum, die erhöhte Sturzgefahr zu ermitteln, nicht die allgemeine, die jeder Mensch hat.

[55] DNQP (2013): Expertenstandard Sturzprophylaxe in der Pflege. 1. Aktualisierung. Osnabrück, S. 20

59. Fehler: Wer einen Rollator nutzt, ist als sturzgefährdet einzuschätzen

Nach dem ersten Expertenstandard zur Sturzprophylaxe wurden nahezu deutschlandweit Skalen eingesetzt, die die Sturzrisikofaktoren bei den Klienten abfragten. Dass diese Risikofaktoren aber nur eine Summe von einzelnen Situationsbeschreibungen, keinesfalls aber ein Ergebnis zum Sturzrisiko darstellten, wurde erst bei der 1. Aktualisierung des Expertenstandards 2013 offenbar:

»Statt von Wissen zu und Erfassung von Sturzrisikofaktoren ist jetzt übergeordnet vom Sturzrisiko die Rede. Damit soll deutlich gemacht werden, dass das individuelle Sturzrisiko mehr ist als die Summe der Sturzrisikofaktoren.«[56]

Man widmete sich insbesondere dem Hilfsmittel Rollator:

»Die Verwendung von Hilfsmitteln wird nicht mehr als ein Risikofaktor aufgeführt, da dies eher als Hinweis auf das Vorliegen sensomotorischer Beeinträchtigungen zu sehen ist.«[57]

Vielen Pflegekräften war schon lange klar, dass ein Umfeldfaktor noch keine Auswirkungen haben muss. Ein Klient nutzt den Rollator sicher und stürzt nicht damit, ein anderer Klient schiebt den Rollator eher wie einen Einkaufswagen vor sich her und findet so nicht genügend Halt, um sich zu stützen.

Info

Bei der Frage zu einem erhöhten Sturzrisiko geht es nicht um die Frage, wie viele Faktoren vorliegen, sondern einzig darum, wie der Klient sich im Alltag erhöht in Gefahr bringt.

---

[56] AaO., S. 13

[57] AaO., S. 14

60. Fehler: **Wer ein Bettgitter hat, ist nicht mehr sturzgefährdet – entsprechend wird »Nein« angekreuzt**

Wenn ein Klient im Bett liegt und die Bettseitenteile hochgezogen sind – was soll da noch passieren? Das fragen sich sicher einige von Ihnen. Doch die Antwort lautet: eine Menge! Ein Mensch mit Freiheitsdrang wird versuchen, diesen auszuleben. Tatsächlich ereignen sich in Deutschland nicht wenige Verletzungen nach »Befreiungsversuchen« aus einer FEM (freiheitsentziehende Maßnahme). Selbst Tote gibt es zu beklagen. So verzeichnete das Institut für Rechtsmedizin München von 1997–2010 allein 22 Todesfälle durch Fixierungen zu verzeichnen[58]: 5

- elf Tote durch Strangulation
- acht Tote durch Thoraxkompression
- drei Tote durch Kopftieflage

Diese allein in einer Stadt wie München! Aber neben den Gurten sind auch Verletzungen an Bettgittern offenbar keine Seltenheit: *»Dem BfArM sind derzeit 39 Vorkommnisse bekannt, bei denen es zu Patienteneinklemmungen in Kranken- oder Pflegebetten kam. Die Vorkommnisse traten zwischen Juni 1996 und April 2004 auf. Von diesen 39 Fällen sind 34 abschließend bewertet.*

In 33 Fällen lagen Einklemmungen von Kopf oder Rumpf im Seitengitter vor, meist mit tödlichem Ausgang. In den übrigen sechs Fällen verfingen sich die Patienten mit ihren Extremitäten am Bett, keines dieser Vorkommnisse hatte schwerwiegende Folgen.«[59]

Sie sehen, das Verletzungsrisiko ist enorm. Auch der Expertenstandard zur Sturzprophylaxe hat die FEM in den Katalog aufgenommen: *»Freiheitsentziehende Maßnahmen wurden als umgebungsbezogenes Sturzrisiko in die Liste aufgenommen …«*[60]

---

[58] https://www.aerzteblatt.de/archiv/118941/Todesfaelle-bei-Gurtfixierungen

[59] Behmann I (2008): BfArM-Analyse: Bei 40 Prozent Ursache im Produkt begründet. Vorkommnisse bei Hilfsmittel unter der Lupe. In: MDT 5/2008.

[60] DNQP 2013, S 14

Die freiheitsentziehenden Maßnahmen werden sogar als belegter Risikofaktor in der Literatur zitiert[61]. Und: »*Der Schutz vor Stürzen wird in der Praxis häufig als ein Argument herangezogen, um den Einsatz von FEM zu rechtfertigen. Dem steht die Aussage im Expertenstandard zur Sturzprophylaxe gegenüber, dass diese Maßnahmen keinesfalls zu diesem Zweck eingesetzt werden sollen... FEM, d. h. körpernahe mechanische Maßnahmen (z. B. Bettseitenteile, Gurte), die die Bewegungsfreiheit begrenzen, beeinträchtigen die körperliche und psychische Integrität des Betroffenen und können ihrerseits das Sturz- und Verletzungsrisiko erhöhen.*«[62]

Fazit **FEM verhindern keine Stürze und Verletzungen**

Der reichliche Einsatz von FEM vermindert keinesfalls einen Sturz oder eine Verletzung. Im Gegenteil: Die Vermeidung oder Reduktion der Anwendung Werden weniger oder gar keine FEM eingesetzt, erhöht sich sehr wahrscheinlich das Sturz- und Verletzungsrisiko nicht.*

* Vgl. DNQP 2013, S. 109

61. Fehler: Wenn ein Klient gestürzt ist, wird die Risikomatrix neu angepasst

Stürzt ein Klient, ist das immer eine aufregende Situation, für den Klienten und für die Pflegekräfte. Niemand möchte schließlich, dass ein Klient in seiner Obhut zu Schaden kommt. Aber manchmal lässt sich ein Sturz nicht vermeiden.

Es gibt Klienten, die mehrfach im Jahr oder sogar mehrfach im Monat stürzen. Das ist, auch wenn der Sturz glimpflich ausging, immer wieder eine Belastung für alle Beteiligten. Man lebt ein Stück weit immer mit der Angst: Wird es beim nächsten Mal (auch wieder) gut gehen? Neben der Belastung,

---

[61] AaO., S. 25
[62] AaO., S. 109

der Angst um den Klienten, ist aber auch die Dokumentation zum Sturz belastend. Da müssen Berichtseinträge erfolgen und ein Sturzprotokoll geführt (nicht Pflicht, aber sinnvoll) werden. Es muss geprüft werden, welche Maßnahmen noch sinnvoll erscheinen, ggf. muss Fallbesprechung stattfinden (ebenfalls nicht Pflicht, aber sinnvoll).

Das heißt jedoch nicht, dass die Risikomatrix angepasst werden. Wenn die SIS® und die Risikomatrix stimmen, muss nichts weiter verändert werden: *»Dem Hinweis, dass eine vollständige Wiederholung der Erfassung der Sturzrisikofaktoren bei Veränderungen der Pflegesituation und nach jedem Sturz nicht immer sinnvoll ist, wurde ebenfalls nachgegangen. Die Experten einigten sich darauf, dass es unter Standardkriterium P1, zweiter Spiegelstrich, weniger um die wiederholte Erfassung der Sturzrisikofaktoren als vielmehr um eine erneute Einschätzung des Sturzrisikos unter Abwägung der bereits identifizierten Sturzrisiken geht...«*[63]

5

Fazit **Ändern nur bei Bedarf**

Erst wenn die SIS® hinsichtlich der dort geschilderten Probleme, Ressourcen oder die Risikomatrix nicht mehr stimmen, bedürfen sie einer Anpassung.

62. Fehler: Wenn sich nach dem Sturz nichts verändert, bleibt alles, wie es ist

Wie im vorangegangenen Fehler beschrieben, gibt es Klienten, die mehrfach stürzen und sich möglicherweise dabei nicht verletzen. Gerade bei ihnen ist es verlockend, SIS® und Maßnahmenplanung einfach zu belassen und zur Tagesordnung überzugehen.

[63] AaO., S. 14

Doch so einfach ist das nicht, denn der Expertenstandard stellt hier klare Anforderungen an die Fachkräfte: »*Nach jedem Sturzereignis sind aus professioneller Sicht zwei wesentliche Fragen zu beantworten: Warum ist der Bewohner/Patient gestützt? Und: Was kann getan werden, um einen weiteren Sturz respektive Sturzverletzung zu vermeiden?*«[64]

Das bedeutet, einfach zur Tagesordnung überzugehen ist nicht sinnvoll und widerspricht einer professionellen Arbeit. Sollen einige Fachkräfte behaupten: »Wir haben alles versucht!«, ist das möglicherweise ein Ausdruck fehlender Fantasie. Man kann manchen Klienten nicht mit herkömmlichen Maßnahmen (festes Schuhwerk, Stoppersocken, Bereitstellen von Hilfsmitteln oder Entfernung von Stolperfallen) helfen.

Beispiel **Manchmal hilft eine Frage weiter**

Fr. U., Kurzzeitpflegegast, stürzt immer wieder in der Tagespflege, häufig, weil sie ihre Schuhe auszieht. Daraufhin zieht man ihr feste Schuhe an. Fr. U., demenziell erkrankt, zieht diese wieder aus. Nun behilft man sich mit Stoppersocken. Doch auch die zieht sich Fr. U. immer wieder aus. Erschöpfter Kommentar der Pflegekräfte: »Wir haben alles versucht!« Meine Frage: »Was trägt die Dame eigentlich zuhause?«, kann mir keiner im Team beantworten. Erst als die alten Latschen von zuhause mitgebracht wurden, geschieht das Wunder: Fr. U. zieht sie an – und nicht wieder aus.

Fazit **Der Klient ist manchmal der beste Ratgeber**

Wenn Sie es schaffen, das Verhalten eines Klienten wirklich zu verstehen, haben Sie schon ein gutes Stück auf dem Weg zur Lösung zurückgelegt.

[64] AaO., S. 41

63. Fehler: Das Kontinenzprofil ist bei Anwendung der SIS® nicht mehr maßgeblich

Da die Einrichtungen verpflichtet, sind die nationalen Expertenstandards nach § 113a SGB XI umzusetzen, muss auch der Inhalt des in der Pflegelandschaft relativ unbeliebten Standards zur Förderung der Harnkontinenz umgesetzt werden. Dazu gehört auch die Einschätzung über die Kontinenzprofile, wie sie im Expertenstandard aufgeführt sind (▶ Tab. 1).

Tab. 1: Einschätzung der Kontinenzprofile

Profil	Kennzeichen	Beispiel
kontinent	• kein unfreiwilliger Harnverlust • keine personelle Hilfe bei der Ausscheidung erforderlich • kein Hilfsmittel erforderlich	
unabhängig erreichte Kontinenz	• kein ungewollter Harnverlust • keine personelle Hilfe • selbstständige Durchführung von Maßnahmen rund um die Kontinenz	Nutzt selbstständig Hilfsmittel wie Toilettenstuhl etc.
abhängig erreichte Kontinenz	• kein ungewollter Harnverlust • personelle Hilfe bei der Durchführung von Ausscheidung erforderlich	Begleitung bei Toilettengängen, Umsetzen auf Toilette, Toilettenstuhl etc.
unabhängig kompensierte Inkontinenz	• unwillkürlicher Harnverlust • keine personelle Unterstützung bei der Versorgung mit Inkontinenzprodukten	Klient ist inkontinent, kann aber die Inkontinenzprodukte selbstständig wechseln.
abhängig kompensierte Inkontinenz	• unwillkürlicher Harnverlust • personelle Hilfe bei der Inkontinenzmittelanwendung erforderlich	Klient ist inkontinent, verliert spontan Urin, muss Hilfe erhalten bei der Versorgung-mit Inkontinenzprodukten.
nicht kompensierte Inkontinenz	• ungewollter Harnverlust • ohne Inanspruchnahme von personeller Hilfe	Der Klient ist inkontinent, akzeptiert aber keine Hilfe oder kein Inkontinenzprodukt.

Fazit **Machen Sie es in der Praxis nicht komplizierter als es ist**

Schreiben Sie das Kontinenzprofil einfach ins Themenfeld 4 oder in das Themenfeld, bei dem der Kunde seine Probleme und Fähigkeiten rund um die Harn(in)kontinenz anspricht.

64. Fehler: Wer Inkontinenzmaterial trägt, erhält ein »Ja« in der Risikomatrix

Es liegt in der Natur des Alters, urininkontinent zu werden, das Gewebe der Blase verändert sich: »*Ursachen sind unter anderem Veränderungen in der Struktur des Blasenmuskels, Störungen der neurogenen Steuerung sowie alterskorrelierte Veränderungen der Anatomie des unteren Harntraktes. Weitere Auslöser können medikamentöse Nebenwirkungen sein.*«[65] Daher sind viele Klienten in der Altenhilfe inkontinent. Hierzu enthält der

Expertenstandard[66] folgende Initialfragen:

- Verlieren Sie ungewollt Urin?
- Verlieren Sie Urin, wenn Sie husten, lachen oder sich körperlich betätigen?
- Verlieren Sie Urin auf dem Weg zur Toilette?
- Tragen Sie Vorlagen/Einlagen, um Urin aufzufangen?
- Verspüren Sie häufigen (starken) Harndrang?
- Müssen Sie pressen, um Wasser zu lassen?

Gibt es Unterstützungsbedarf bei der Inkontinenz heißt das jedoch noch nicht, dass in der Risikomatrix ein Kreuz bei »Ja« gesetzt werden muss. Ein Blick in die Schulungsunterlagen hilft weiter: »*Es ist zu beachten, dass in der Risikomatrix ausschließlich eine Einschätzung (Befunderhebung) zu vorliegenden Risiken und Phänomenen vorzunehmen ist und nicht ein bestehender*

[65] https://www.aerzteblatt.de/archiv/77668/Harninkontinenz-im-Alter

[66] DNQP (2014): Expertenstandard Förderung der Harnkontinenz in der Pflege, 1. Aktualisierung. Osnabrück, S. 22

pflegerischer Hilfebedarf (z. B. Medikamente reichen, Unterstützung beim Essen, Hilfe bei der Benutzung von Inkontinenzmaterialien, etc.) und deshalb dann (fälschlicherweise) in der Risikomatrix ein Risiko angekreuzt wird.«[67]

Info

Es geht in der Matrix also um das Risiko (Hilfe sind die o.g. Initialfragen) einer Harninkontinenz und nicht um die Abhängigkeit bei deren Bewältigung.

65. Fehler: **Bei Gabe von Schmerzmitteln erfolgt in der Risikomatrix ein Kreuz bei Schmerzen**

Der Expertenstandard Schmerzmanagement in der Pflege bei chronischen Schmerzen[68], beschreibt jeden als chronischen Schmerzpatienten, der ein Schmerzmittel dauerhaft einnimmt oder immer wieder (nicht sporadisch) unter Schmerzen oder den schmerzbedingten Problemen leidet. Dieser Ansatz sollte aber nicht dazu zu der Annahme verleiten, dass jeder, der ein Schmerzmittel hat, auch automatisch ein Kreuz für »Ja« in der Risikomatrix erhält.

Zunächst geht es in der Matrix um eine pflegefachliche Schmerzerfassung, nicht um die Frage, ob jemand Schmerzmittel nimmt. Gehen Sie deshalb wie folgt vor:

- Fragen Sie jeden Klienten bei der Aufnahme, ob er Schmerzen oder zu erwartende Schmerzen hat. Ob und wenn ja, welche Schmerzmittel er einnimmt sowie welche Einschränkungen er durch diese Schmerzen oder Schmerzmittel hat.

---

[67] Die Patientenbeauftrage 2017, S. 52

[68] DNQP (2015): Expertenstandard Schmerzmanagement in der Pflege bei chronischen Schmerzen. Osnabrück.

- Äußert der Klient Schmerzen, setzen Sie ein unter Umständen geeignetes Assessment ein, das die wesentlichen Punkte enthält:
  - Schmerzlokalisation
  - Schmerzintensität
  - zeitliche Dimension (z. B. erstes Auftreten, Verlauf, Rhythmus)
  - verstärkende und lindernde Faktoren
  - ggf. Auswirkungen auf das Alltagsleben
- Erheben Sie nicht nur den Schmerz und die Intensität, sondern beachten Sie auch, dass der Schmerz den Menschen, den Organismus beeinflusst und ggf. einschränkt. Dazu gehören Übelkeit, Müdigkeit, Appetitlosigkeit, Schlafstörungen, Gereiztheit, trockene Haut, trockene Schleimhaut mit höherer Infektanfälligkeit, Obstipation, Bewegungsmangel, Sauerstoffmangel u. a.
- Sie können und sollen die Feststellungen in dem entsprechenden Themenfeld eintragen, ebenso wie die Beobachtung zu Schmerz.
- Vergessen Sie die Sicht des Klienten nicht, am besten immer mit wörtlicher Rede.

Beispiel **Aussagen zu Schmerzen**

Themenfeld 1

Fr. L.: »Mein Rücken ist kaputt, da kann man nichts mehr machen.«

PK: Fr. L. ist in allen Bereichen orientiert, sie meldet sich, wenn sie etwas benötigt.

Hr. Z.: »Ich bin froh, dass ich noch selbst alles machen kann, das lenkt mich ab.«

PK: Hr. Z. ist agil und selbstständig, liest viel, was ihn ablenkt.

Themenfeld 2

Fr. P.: »Die Beine wollen nicht mehr und ich habe schon viele Jahre Schmerzen in den Hüften.«

PK: Fr. P. kann mit Rollator innerhalb des Hauses gehen, außerhalb traut sie sich nicht bzw. ist es ihr zu anstrengend. Wenn sie zu viel läuft, bekommt sie Schmerzen und fordert ihr Bedarfsmedikament. Sonst ist sie gut eingestellt, kommt mit aktueller Dosis gut hin.

Hr. D.: »Wenn das Aufstehen nicht wäre, ginge es mir besser.«

PK: Hr. D. hat eine Wirbelsäulenversteifung und insbesondere morgens Schmerzen beim Aufstehen. Er nimmt selbst vorm Transfer Schmerzmittel ein, wie er es benötigt. Tagsüber beeinträchtigt ihn diese Schädigung kaum, er kann mit Unterarmgehstützen laufen.

Bei der Entscheidung, ob der Schmerz in der Risikomatrix mit »Ja« oder »Nein« angekreuzt wird, ist der Klient der zentrale Punkt, nicht sein Medikament.

Fazit **Nicht immer führen Schmerzen zu einem Kreuz bei »Ja«**

Wer mit Schmerzmitteln gut eingestellt ist, keine Auswirkungen auf den Alltag verspürt, bekommt in der Matrix ein Kreuz bei »Nein« – ebenso wie Personen ohne Angabe oder Anzeichen von Schmerz.

66. Fehler: Bei Schmerzen reicht ein Kreuz in der Risikomatrix nicht aus – ein Assessment muss her

Altersbedingt verändert sich der Körper. Einige Klienten haben knöcherne Veränderungen bis hin zu Fehlstellungen der Gelenke etc. Das führt dazu, dass viele Menschen Schmerzmittel einnehmen müssen. Wie im vorangegangenen Fehler beschrieben, ist die Frage des Umgangs mit dem Schmerz die Entscheidungsfindung für die Matrix.

Wenn man nun ein Kreuz bei »Ja« gesetzt hat, weil der Klient Schmerzen zeigt oder äußert, reicht dieses Kreuz allein nicht aus. Es muss in den Themenfeldern erläutert werden, welcher Schmerz sich wie im Alltag zeigt und auf was Auswirkungen hat, wann der Schmerz auftritt, wie ausgeprägt er ist, was ihn ggf. auslösen oder mildern kann. Sonst ist der Expertenstandard diesbezüglich fachlich nicht korrekt umgesetzt.

Diese Feststellungen sind aber nicht zwangsläufig mit einem Assessment durchzuführen und schon gar nicht bei allen Klienten. So ist den Schulungsunterlagen zu lesen: *»Künftig zu verwendende Differenzialassessments* *oder bestimmte Instrumente (z. B. Braden-Skala, Trinkprotokoll, Schmerzskalen) werden durch das Pflege- und Qualitätsmanagement festgelegt und für den fachlich begründeten Einsatz im individuellen Fall im Qualitätshandbuch vorgehalten. Es schließt damit einen schematischen und periodisch wiederkehrenden Gebrauch bei allen Bewohnern oder Klienten spezieller Dokumente aus.«*[69]

Info
Assessments werden nur in Einzelfällen verwendet und nur so, wie es das interne QM vorgibt.

67. Fehler: Wer Hilfe beim Essen benötigt, hat ein Risiko bei Ernährung

Die Risikomatrix wird mancherorts falsch angewendet. Es wird nur geschaut, wo der Klient Hilfe benötigt, wo er Einschränkungen hat und wo Defizite. Sobald der Klient nicht mehr selbstständig ist, wird in der Risikomatrix ein »Ja« beim entsprechenden Risiko angekreuzt. Das ist grundlegend falsch und die Schulungsunterlagen sagen auch etwas ganz anderes: *»Es ist zu beachten, dass in der Risikomatrix ausschließlich eine Einschätzung (Befunderhebung) zu vorliegenden Risiken und Phänomenen vorzunehmen ist und nicht ein bestehender pflegerischer Hilfebedarf (z. B. Medikamente reichen, Unterstützung beim Essen, Hilfe bei der Benutzung von Inkontinenzmaterialien, etc.) und deshalb dann (fälschlicherweise) in der Risikomatrix ein Risiko angekreuzt wird.«*[70]

[69] Die Patientenbeauftragte 2017, S. 93

[70] AaO., S. 52

»Ja« wird nicht angekreuzt, wenn Unterstützungsbedarf vorliegt, sondern wenn sich ein Risiko ergibt. Ein Risiko in der Ernährung besteht gemäß nationalem Expertenstand[71] bei folgenden Anzeichen:

- *»Untererernährte, untergewichtige Erscheinung, z. B. tiefliegende Augen, eingefallene Wangen, zu weit gewordene Kleidung*
- *Ungewollter Gewichtsverlust von 5 % in 1–3 Monaten*
- *Ungewollter Gewichtsverlust von 10 % in mehr als einem Monat«*[72]

Info

Die Parameter für ein Ernährungsrisiko haben mit der Tatsache, dass sich jemand sein Essen nicht selbst richten kann, nichts zu tun.

68. Fehler: Ein niedriger BMI hat ein Kreuz bei Ernährung zur Folge

Der BMI (Body-Mass-Index) ist ein Wert, der sich aus Körpergewicht, geteilt durch die Körpergröße im Quadrat ergibt.

Beispiel **BMI-Berechnung**

1,67 cm groß, 58 kg
Berechnung des
1,67 mal 1,67 = 3,34
58 kg geteilt durch 3,34 ergibt einen BMI von 17,37.

[71] DNQP (2017): Expertenstandard Ernährungsmanagement zur Sicherung und Förderung der oralen Ernährung in der Pflege. 1. Aktualisierung. Osnabrück. S. 23

[72] Ebd.

Ist die Person nun mangel- oder unternährt, weil ihr BMI unter 18 liegt? Gemäß vorliegendem Expertenstandard nicht. Dort steht, *»dass einzelne anthropometrische Werte, wie z. B. das Gewicht oder der Body-Mass-Index (BMI) in einem Screening-Verfahren nicht überbewertet werden dürfen und stets mit anderen Parametern zur Risikoerfassung bei Mangelernährung in Beziehung gebracht werden müssen. So lässt ein niedriger BMI nicht immer eindeutig auf eine Mangelernährung schließen, wiederum kann ein hoher BMI Mangelernährung nicht ausschließen.«*[73]

Ein Ernährungsrisiko muss sehr individuell eingeschätzt werden, keinesfalls schematisch. Daher sind Checklisten, die allein nach bestimmten Parametern gehen, ebenso unsinnig und wenig zielführend wie der BMI (Body-Mass-Index).

Fazit **Die Lebensgeschichte des Klienten verrät mehr**

Wenn ein Klient einen BMI von unter 18 hat, kann es sein, dass dieser Mensch sein Leben lang schon so zierlich war und kein Risiko aufweist. Anderseits kann bei einem Klienten mit einem BMI von 32 ein ungewollter Gewichtsverlust von 10 Prozent Substanzverlust vorausgegangen sein und die Person hat ein Risiko für Mangelernährung (bei einem BMI von 32!).

69. Fehler: Bei Trinkmengen unter einem Liter muss das Risiko Ernährung angekreuzt werden

Zwar wird im nationalen Expertenstandard eine tägliche Trinkmenge von unter einem Liter als Hinweis auf eine geringe Trinkmenge gewertet. Das darf aber nicht automatisch mit einem Defizit an Flüssigkeit gleichgesetzt werden. Es gibt in der Literatur keine etablierten oder getesteten Verfahren

[73] AaO., S. 24

zur Ermittlung der Dehydration[74]. Lediglich Expertenmeinungen[75] liegen hierzu vor. Die Dehydration wird vorwiegend festgemacht an

- trockener Mundschleimhaut,
- geringem Speichelfluss und
- messbaren Parametern im Blut (z. B. erhöhte Osmolarität des Blutes, vermindertes Blutvolumen etc.).

Das bedeutet im Umkehrschluss: Wenn Klienten keinen Mangel aufweisen, ist eine tägliche Trinkmenge unter einem Liter für diesen Personenkreis auch nicht gefährlich.

Nicht die Trinkmenge ist entscheidend, sondern ob die Menge ausreicht. Es gibt Klienten, die 800 ml am Tag trinken – und das reicht ihnen seit 80 Jahren. Es gibt Klienten, denen zwei Liter am Tage nicht genügen. Der Bedarf ist, wie auch bei den Kalorien und den Verbräuchen, sehr individuell. Dennoch hat die DGE Werte als Richtwert aufgestellt:

Die empfohlene Trinkmenge bei über 65 Jährigen:[76]

- 1310 ml Zufuhr durch Getränke am Tag
- 680 ml durch feste Nahrung pro Tag

Auch die Seniorenliga[77] hat sich pauschal geäußert. Sie hält 30 ml/kg Körpergewicht für ausreichend. Davon sollen im Allgemeinen 2/3 über direkte Flüssigkeitszufuhr und 1/3 über die Nahrungsaufnahme sichergestellt werden. Ein Mensch mit 70 kg sollte demnach täglich 1400 ml trinken, den Rest nimmt er über Essen auf. Meine Mutter würde mithilfe dieser Werte vermutlich verdursten. Sie trinkt im Schnitt 2,5 Liter pro Tag, an heißen Tagen auch über 3 Liter, so ist sie es gewohnt. Käme sie als nicht orientierte Person in pflegerische Obhut, ohne dass ein Angehöriger ihre Gewohnheiten schildern könnte, würde meine Mutter vermutlich chronisch zu wenig zu

---

[74] AaO., S. 73
[75] Ebd.
[76] https://www.dge.de/wissenschaft/referenzwerte/wasser/
[77] https://www.deutsche-seniorenliga.de/aktuelles/presse-archiv/230-wenig-trinken-bei-blasen-schwaeche-verstaerkt-harndrang.html

trinken bekommen. Die meisten Pflegekräfte hören bei 1,5–2 Litern pro Tag auf, zum Trinken zu ermutigen.

Meine Freundin hingegen trinkt rund 600–700 ml am Tag. Das reiche ihr vollkommen aus, mehr bekäme sie nicht hinunter, sagt sie auf Nachfrage. Bei jeder Blutspende wird sie gelobt, weil sie wohl stets genug trinken und sich gesund ernähren würde (sie isst täglich mindestens eine Tafel Schokolade ...). Aber sie bestätigt um des lieben Friedens willen immer die Annahme der Ärzte. So leicht können einzelne anthropometrische Werte täuschen! Ich hoffe, ich erlebe es noch, dass man nicht alle Menschen über einen Kamm schert!

Fazit **Nicht alle Menschen sind gleich!**

Wir sind, was die tägliche Trinkmenge betrifft, offenbar noch in der medizinischen Steinzeit. Was wir in Sachen »niedriger BMI« nach vielen Jahren endlich mühsam verstanden haben (ein dünner Mensch ist nicht automatisch mangelernährt), müssen wir bei der täglichen Trinkmenge offenbar noch üben.

70. Fehler: **Die Spalte »Sonstiges« wird immer angekreuzt**

In den Schulungsunterlagen steht: *»Die juristische Expertengruppe misst der Spalte ›Sonstiges‹ noch eine weitere Bedeutung zu: Aus ihrer Sicht ist es notwendig, dass die Felder in der Risikomatrix keine abschließende Aufzählung darstellen, sondern eine Entscheidung der Pflegefachkraft erfordert, fachlich einzuschätzen, ob ein weiteres individuelles Risiko oder Phänomen vorhanden und zu dokumentieren ist...«*[78]

[78] Die Patientenbeauftragte 2017, S. 49

Unter Sonstiges können diverse Risiken fallen, z. B.:

- Thromboserisiko
- Obstipationsrisiko
- Kontrakturrisiko
- Intertrigorisiko
- Pneumonierisiko
- Zystitisrisiko
- Aspirationsrisiko
- Neigung zu Pilzerkrankung

Sie können bei Sonstiges, dem entsprechenden Themenfeld zugeordnet, ein Kreuz setzen und im Themenfeld das Risiko erläutern.

Erste fachliche Einschätzung der für die Pflege und Betreuun	Sonstiges			
			weitere Einschätzung notwendig	
	ja	nein	ja	nein
1. kognitive und kommunikative Fähigkeiten	☐	☐	☐	☐
2. Mobilität und Beweglichkeit	☐	☐	☐	☐
3. krankheitsbez. Anforderungen u. Belastungen	☐	☐	☐	☐
4. Selbstversorgung	☐	☐	☐	☐
5. Leben in sozialen Beziehungen	☐	☐	☐	☐

Abb. 13: Detail der Risikomatrix: das Feld »Sonstiges«.

Beispiel **»Sonstiges« und Themenfelder**

Themenfeld 1
Fr. K.: »Wenn ich nicht immer so Malheur mit dem Stuhlgang hätte, dann könnte ich auch mehr aus dem Haus. Ich muss alles danach ausrichten, ob es heute klappt.«
PK: Fr. K. befasst sich täglich mit ihrem Obstipationsrisiko.

Themenfeld 2
Fr. K.: »Seit ich im Krankenhaus war, komme ich nicht mehr richtig auf die Füße. Dort hatte ich eine Lungenentzündung.«
PK: Fr. K. hat aufgrund langer Liegedauern immer wieder Pneumonien.

Themenfeld 3
Fr. K.: »Dass ich so schlechte Haut habe, muss am Zucker liegen, bei meiner Mutter war das auch so.«
PK: Fr. K. hat immer wiederkehrende Intertrigo, insbesondere in der Leistengegend und unterm Busen.

Themenfeld 4
Fr. K.: »Dieser blöde Katheter, aber leider geht es nicht ohne, der Doktor hat das auch schon gesagt.«
PK: Fr. K. trägt einen transurethralen Dauerkatheter, möchte nicht, dass dieser gezogen wird und möchte keinen Eingriff für einen suprapubischen Katheter. Sie neigt zu wiederkehrenden Infekten in der Harnblase.

Themenfeld 5
Fr. K.: »Man kann im Alter nicht mehr so. Ich habe auch keine Aufgaben, ihr nehmt mir ja alles ab. Ich muss mich um nichts mehr kümmern, weder Waschen, Putzen noch irgendwas. Wer rastet der rostet.«
PK: Fr. K. genießt es, wenn man ihr hilft, sie mag es zuzuschauen, nimmt aber nicht aktiv an Angeboten teil. Sie wird dadurch immer unbeweglicher, Kontrakturgefahr insbesondere Knie und Hüfte, weil sie viel sitzt.

71. Fehler: **Die Spalte »Sonstiges« muss leer bleiben**

Wie beim vorangegangenen Fehler schon beschrieben, ist die Matrix um das letzte Feld »Sonstiges« ergänzt. Diese Spalte kann man füllen, das ist, wie Sie bei den Beispielen im gerade beschriebenen Fehler sehen, sogar sinnvoll.

Allerdings kann die Spalte – im Sinne eines Platzhalters – auch frei bleiben. So steht in den Schulungsunterlagen[79] und weiter heißt es: *»Die Spalte ›Sonstiges‹ kann, muss aber nicht genutzt werden.«*[80]

Die Frage, die sich aufdrängt, ist: Wenn es eine solche Spalte gibt, warum soll man sie nicht nutzen? Folgt man einer Systematik (▶ 51. Fehler) und geht alle Risiken durch, ergibt es auch Sinn, die letzte Spalte mit den sonstigen Risiken fachlich konsequent einzuschätzen.

[79] Ebd.
[80] AaO., S. 52

6 Fehler im Umgang mit der Evaluation

72. Fehler: **Die SIS® wird nicht evaluiert**

In den ersten Schulungsunterlagen 1.1 und in vielen Schulungen durch Multiplikatoren herrschte die irrige Annahme vor, die SIS® würde nur ein einziges Mal erhoben, wie früher die Anamnesen, und dann nie wieder aktualisiert. Geschürt wurde diese Praxis durch die ersten SIS®-Bögen. Diese hatten ein Kreuz in den Stammdaten für »Ersteinschätzung« und »Folgeeinschätzung«. Da es nur diese beiden Ankreuzmöglichkeiten gab, suggerierte das, eine einmal geschriebene SIS® sei fertig und würde nicht mehr neu geschrieben. Das ist eine veraltete Ansicht und Wissen.

In den aktuellen Schulungsunterlagen: *»Bei gravierenden Veränderungen wird eine Neuausrichtung der Pflege erforderlich (z. B. nach Krankenhausaufenthalt oder gravierenden Veränderungen im kognitiven Bereich), somit wird eine neue Situationseinschätzung einschließlich eines Gesprächs mit der pflegebedürftigen Person und ein Verständigungsprozess entlang der SIS® notwendig.«*[81]

Fazit **Ändert sich die Situation, ändert sich die SIS®**

Wenn sich die Situation des Klienten umfassend verändert, wird die SIS® komplett erneuert.

---

[81] AaO., S. 67

73. Fehler: **Die SIS® wird regelmäßig evaluiert**

Jahrelang wurden Planungen regelhaft evaluiert. Vorgaben hierfür gab es nie, aber in vielen Einrichtungen hat sich ein Rhythmus von drei Monaten etabliert. Das soll und muss man bei Anwendung des Strukturmodells ebenfalls nicht. Es ist unsinnig, etwas zu evaluieren, was sich nicht verändert hat.

Eine Evaluation ist nur bei Veränderungen notwendig und genau das schafft Probleme in der Umsetzung. Werfen wir einen Blick in die Schulungsunterlagen: *»Der Hinweis der Pflegeexperten, sich aus fachwissenschaftlicher Sicht von der weit verbreiteten Praxis schematischer und zeitlich festgelegter Routinen bei der Risikoeinschätzung endlich zu lösen und ein individuelles und anlassbezogenes Vorgehen im Einzelfall zu etablieren, stellt für viele Pflegende eine Herausforderung dar.«*[82]

Fazit **Was tun, wenn sich die Situation nicht verändert?**

Nichts. Erst bei Veränderungen der Maßnahmen, bei Beobachtungen, die sich Alltag ergeben, oder bei Veränderungen in den Fähigkeiten und Problematiken beim Klienten bedarf es einer Evaluation.

[82] AaO., S. 66

74. Fehler: **Es gibt keine Zeitvorgaben für die Evaluation**

Dass ich im vorangegangenen Fehler dargelegt habe, dass es keine regelhafte, routinemäßige Evaluation gibt, heißt nicht: Es gibt keine Zeitvorgaben mehr, sondern: Es gibt keine **fixen** Zeitvorgaben mehr.

Die Zeitvorgabe für die Evaluation ergibt sich im Wesentlichen aus den Maßnahmenplänen: »*Individuell und befristete Zeiträume zur Evaluation gewährleisten die kurzfristige Überprüfung der Wirksamkeit von (einzelnen Maßnahmen und eine zeitnahe Reaktion im Hinblick auf individuellen Anpassungsbedarf in der Pflege und Betreuung.*«[83]

Weiter heißt es: »*In fachlich angemessenen Abständen, abhängig von stabilen oder instabilen Gesundheitssituationen der pflegbedürftigen Person, erfolgt die Evaluation des Pflege- und Betreuungsverlaufs z. B. in Form von Pflegevisiten oder Fallbesprechungen.*«[84]

Fazit **Ziele = Zeitvorgaben**

Wer Ziele in der Pflege hat, auch wenn diese nicht explizit als solche niedergeschrieben werden, der hat auch Zeitvorgaben, an denen er die Ergebnisse seiner Arbeit reflektiert.

[83] Ebd.
[84] AaO., S. 67

75. Fehler: **Wer die SIS® schreibt, evaluiert sie auch**

Gerade nach einer Neuaufnahme kann es rasch zu Veränderungen des Ablaufs kommen. Manchmal passen ganze Themenfelder inklusive der Risikomatrix nicht mehr zum Klienten. Und so kommt es zu Diskrepanzen zwischen dem Alltag des Klienten und den Feststellungen in der SIS®.

»Eine möglicherweise nichtzutreffende Einschätzung durch die Pflegefachkraft fällt sofort durch tagesaktuelle Einträge im Berichteblatt auf. Dies wird spätestens in der Dienstübergabe (oder auch vorab kollegial) zur Sprache kommen, neu bewertet und unmittelbar darauf im Maßnahmenplan reagiert. Auch eine Veränderung (akut oder schleichend) der erfolgten Situationseinschätzung ist durch die Konzentration auf Abweichungen im Berichteblatt und sich häufenden Änderungen geplanter Maßnahmen, frühzeitig erkennbar.«[85]

Fazit **Die SIS® ist dynamisch**

Jeder kann jede erstellte SIS® evaluieren: bei Dienstübergaben, Fallbesprechungen oder einfach durch Beobachtungen.

76. Fehler: **Der Maßnahmenplan wird nicht evaluiert**

Die Evaluation der Maßnahmenplanung wird der Regelfall sein. Diese Evaluation wird in den Schulungsunterlagen auch »kleiner Evaluationskreislauf«[86] genannt.

Das kann der Fall sein, wenn sich Kleinigkeiten verändern:
- Ein Klient wird nicht mehr gebadet, sondern geduscht.
- Ein Klient trägt ein verändertes Inkontinenzprodukt.
- Ein Tagesgast nutzt andere Beschäftigungsangebote als vorher etc.

---
[85] AaO., S. 52
[86] AaO., S. 68

Die SIS® wird beibehalten, weil die Grundlage des Handelns noch immer die gleiche ist. Je nachdem wie die Maßnahmenplanung gestaltet ist – dies steht ja jeder Einrichtung frei (▶ 78. Fehler) ändert man diesen nur an wenigen Stellen.

Beispiel **Änderung in den Maßnahmenplänen**

7:45 Uhr: Aus dem Bett helfen, ins Bad begleiten, auf Toilette setzen und allein lassen. Sie ruft, wenn sie fertig ist. Ans Waschbecken setzen, vorderen Oberkörper weitmöglich selbst waschen lassen, Rücken fest rubbeln (mag sie gern), Deo nach Wunsch und ankleiden. Unterkörper stehend am Waschbecken waschen, Leisten gut abtrocknen und Unterhemd einklemmen (Intertrigoprophylaxe). Füße waschen, Achtung: Zehenzwischenräume (Diabetiker), Hosen, Strümpfe und Hausschuhe anziehen. An den Frühstückstisch begleiten.

ändert sich in:
7:45 Uhr: Aus dem Bett helfen, ins Bad begleiten, auf Toilette setzen und allein lassen. Sie ruft, wenn sie fertig ist. Ans Waschbecken setzen, vorderen Oberkörper weitmöglich selbst waschen lassen, Rücken fest rubbeln (mag sie gern), Deo nach Wunsch und ankleiden. **[Unterkörper stehend am Waschbecken]** Ins Bett zurückbegleiten, Unterkörperwäsche im Bett, Leisten gut abtrocknen und Unterhemd einklemmen (Intertrigoprophylaxe). Füße waschen, Achtung: Zehenzwischenräume (Diabetiker), Hosen, Strümpfe und Hausschuhe anziehen. An den Frühstückstisch begleiten.

So sehen es auch die Schulungslagen vor: *»Die Evaluation im Strukturmodell ist also dynamisch und individuell ausgerichtet und korrespondiert eng mit den Informationen aus der SIS® (zu Beginn des Pflegeprozesses), dem Maßnahmenplan und dem Berichteblatt.«*[87]

---

87 AaO., S. 67

Info
Wenn eine Passage im Maßnahmenplan geändert wurde, muss natürlich auch hier wieder erkennbar sein, wer diese Änderung zu welchem Zeitpunkt durchgeführt hat. Also: Unterschrift und Datum nicht vergessen!

77. Fehler: **Der Pflegebericht wird nicht evaluiert**

Der Pflegebricht ist ein fortlaufender Prozess. Hier werden neue Informationen genauso aufgenommen wie Veränderungen beim Klienten, in seiner Versorgung, in seinem Verhalten, seiner somatischen Verfassung etc. Auch die Schulungsunterlagen sprechen davon, dass der Pflegebericht »... eine nachvollziehbare und rasche Orientierung zur aktuellen Situation der pflegebedürftigen Person [bietet] sowie ein frühzeitiges Erkennen von Veränderungen und bildet so die Voraussetzung, um einen notwendigen Evaluationsprozess anzustoßen.«[88]

Das wiederum bedeutet, dass der Pflegebericht ein zentrales Dokument für die Evaluation von SIS® und/oder Maßnahmenplanung ist. »Durch die veränderte Funktion des Berichteblattes wird die Aufmerksamkeit des Pflege- und Betreuungsteams gezielt auf akute oder schleichenden Veränderungen gelenkt und damit die Notwendigkeit einer Evaluation von Maßnahmen frühzeitig erkannt ...«[89] Evaluationsdaten können sich im Einzelfall auf *»... akute Situationen (gesundheitliche Einbrüche) oder einen schleichenden Prozess der Veränderung«* beziehen.

---

[88] AaO., S. 66
[89] Ebd.

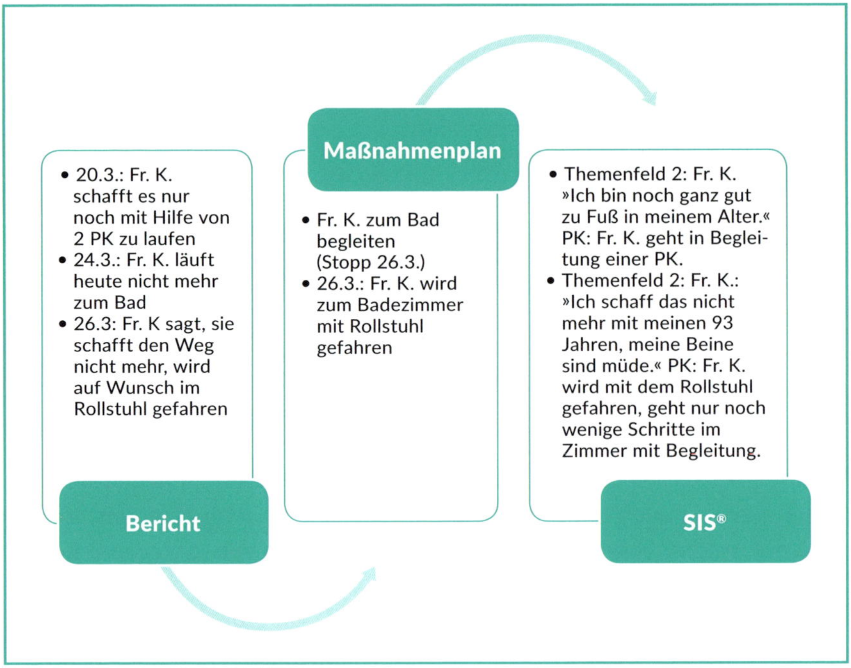

Abb. 14: Evaluation im Pflegebericht

Fazit **Der Pflegebericht als Auslöser**

Eintragungen im Pflegebericht sind Ausgangpunkt für das rechtzeitige Erkennen akuter Situationen oder schleichender Veränderungen. Denn: Der Pflegebericht wird bei Abweichungen und Veränderungen Feststellungen etc. geführt. Somit wird deutlich, dass der Bericht als Ausgangspunkt für aktuelle oder notwenige Veränderungen im Alltag sowie der SIS und Maßnahmen gilt.

7 Fehler im Umgang mit dem Maßnahmenplan, Ablaufplan oder der Tagesstruktur

78. Fehler: Der Maßnahmenplan hat ein bestimmtes Aussehen

Wie in den vergangenen Jahrzehnten schon gab und gibt es immer wieder die Frage: Wie muss dies oder jenes Formular aussehen? Wie ein Maßnahmenplan aussehen kann, ist allein Sache der Einrichtung: *»Da der Maßnahmenplan nicht als einheitliches Dokument im Strukturmodell (wie z. B. die SIS®) vorgegeben ist, sind hier das Pflege- und Qualitätsmanagement gefordert.«*[90]

Schreiben Sie den Maßnahmenplan so, wie Sie bzw. Ihre Einrichtung es für richtig hält. Er kann nach Tageszeiten oder auf eine andere Art geordnet sein. In den Schulungsunterlagen[91] ist festgehalten, was der Maßnahmenplan aber auf alle Fälle beinhalten soll:

- *»Darstellung individueller Wünsche und Vorlieben, individuelle Zeiten und Rituale etc.,*
- *Festlegung der regelmäßig wiederkehrenden Maßnahmen der körperbezogenen Pflegemaßnahmen und der pflegerischen Betreuungsmaßnahmen und ggf. auch der Hauswirtschaft,*
- *Maßnahmen des Risikomanagements oder zeitlich befristete Beobachtungen,*
- *Informationen zu zusätzlichen individuellen Maßnahmen der Betreuung und Aktivierung,*
- *Ärztlich verordnete/angeordnete Maßnahmen der Behandlungspflege*

[90] AaO., S. 59
[91] Ebd.

- *Hinweise zur Pflegeorganisation oder vereinbarte individuelle Unterstützung für spezielle Situationen«*[92]

Außerdem gibt in den Schulungsunterlagen eine Abbildung[93], die darüber informiert, was an Daten auf dem Vordruck des Maßnahmenplanes enthalten sein muss (erforderlich) oder kann (optional).

Tab. 2: Erforderlich und optionale Inhalte des Maßnahmenplans im Strukturmodell

Erforderlich	Optional
Name der pflegebedürftigen Person	weitere einrichtungsinterne Identifizierungsmerkmale
Geburtsdatum der pflegebedürftigen Person	Grundbotschaft der pflegebedürftigen Person
Datum der Erstellung	Spalte für Hilfsmittel
Handzeichen der Pflegefachkraft	Spalte für Verfahrensanleitung (Standard/Leitlinie)
Spalte Zeitangabe (Zeitraum/Zeitpunkt)	Spalte für Nummer des Themenfeldes
Spalte Maßnahmen	Spalte Leistungskomplex (ambulant)
Spalte Evaluationsdaten	Spalte für Evaluationstext
Hinweis zur Behandlungspflege (integriert in die Tagesstruktur oder separat)	
Blattnummerierung fortlaufend	

Unter dieser Maßgabe erfolgte auch die Erstellung des folgenden Maßnahmenplans.

92 Ebd.

93 Ebd. S. 63

Tab. 3: Beispiel für einen Maßnahmenplan

Name:	Geb. Dat:	Datum:	Fachkraft:	Blatt Nr:
Grundbotschaft:				
Zeiten ca.	Maßnahme		Evaluation	

79. Fehler: Die Begriffe »Maßnahmenplan« und »Tagesstruktur« meinen Unterschiedliches

»Der Begriff der ›Maßnahmenplanung‹ im Strukturmodell wurde anstelle des Begriffs ›Pflegeplanung‹ gewählt, weil die Leistungen der Pflegeversicherung aus einem Mix von Grundpflege, psychosozialer Betreuung und hauswirtschaftlicher Versorgung besteht und im stationären Versorgungssektor auch die Leistungen der Behandlungspflege einbezieht.«[94]

Info

Der Maßnahmenplan kann unterschiedliche Bezeichnungen haben: Ablaufplan oder Tagesstruktur o.ä. Je nach Einrichtung wird dieser oder jener Begriff favorisiert. Inhaltlich meinen aber diese Begriffe dasselbe.

[94] AaO., S. 21

80. Fehler: **Der Maßnahmenplan wird erst später geschrieben**

Ist die SIS® am ersten Tag erstellt, folgt zugleich eine erste Maßnahmenplanung. Denn ohne Plan sollte man morgen nicht arbeiten müssen. Ich höre in Einrichtungen immer wieder, dass sie den Mitarbeitern Zeit geben, den Klienten kennenzulernen und erst dann, nach rund einer Woche, wird der Maßnahmenplan erstellt.

Das halte ich für fraglich und auch für risikoreich:

- Wie will man einem Außenstehenden erklären, dass man eine Woche ohne Plan arbeitet?
- Arbeitet jede Pflegekraft nach eigenem Gutdünken?
- Fragt die Pflegekraft den Klienten etwa eine Woche lang jeden Morgen aufs Neue: »Wie darf ich Ihnen helfen?«
- Wie argumentiert man, dass man in der Risikomatrix Risiken erkannt und in den Themenfeldern der SIS® auch benannt hat, aber keinerlei Prophylaxen eingeleitet hat – über Tage hinweg?

Fazit **SIS® erstellen und Maßnahmen erfassen**

Wenn man die SIS® erstellt hat, schreibt man direkt schon die wesentlichen Maßnahmen in den Maßnahmenplan. Dieser kann dann sukzessive von Tag zu Tag weiter gefüllt werden.

81. Fehler: **Die Grundbotschaft ist eine Zusammenfassung der Probleme**

Die Grundbotschaft hat nichts mit den Maßnahmen an sich zu tun, sondern mit dem Klienten selbst. *»Die Grundbotschaft ist eine knappe Zusammenfassung wesentlicher Aussagen zur Selbstbestimmung und zu besonderen Eigenschaften der pflegebedürftigen Person. Mögliche Inhalte beziehen sich auf die*

Persönlichkeit, Antreiber, spezielle Bedürfnisse, ggf. auch auf besondere Verhaltensweisen oder psychische Problemlagen sowie Vorlieben oder Rituale.«[95]

Weiter heißt es: *»Als Grundbotschaft ist jedoch nicht zu verstehen, den Pflegenden an dieser Stelle Hinweise zur direkten Pflege oder Betreuung oder zu speziellen Maßnahmen bei der pflegebedürftigen Person zu geben.«*[96]

Beispiel **Grundbotschaften**

- Fr. L. ist eine eher zurückhaltende Person, würde von sich aus nichts verlangen, ist sehr bescheiden und ihr scheint alles recht zu sein.
- Hr. S. ist ein sehr selbstbestimmter Herr, der nicht bedrängt werden möchte. Versteht er etwas nicht oder fühlt er sich überfahren, kann er schon mal ungehalten werden.
- Hr. G. läuft meist suchend umher, spricht sehr wenig, nutzt aber seinen gesamten Bewegungsradius und öffnet alle Türen. So verirrt er sich auch mal außer Haus.
- Fr. O. ist bestimmend, möchte immer alles genau so, wie sie es vorgibt, schätzt keine Veränderungen, insbesondere neue Kollegen haben es schwer, weil diese in ihren Augen keine Ahnung haben. Der Maßnahmenplan muss dringend eingehalten werden – mit ihren Wünschen und Forderungen!
- Fr. I. schaut oft skeptisch. Dies ist aber ihrer Unsicherheit geschuldet. Sie wirkt auf Außenstehende erstmal eher abweisend, wenn man etwas von ihr will. Man muss ihr leicht verständliche Fragen stellen, und, wenn möglich, parallel alles zeigen. Wenn sie verstanden hat, ist sie meist sehr dankbar und zugewandt.

Die Maßnahmenplanung ist also eine Art **Versorgungsrezept** für den Klienten. Dieses Rezept kann jedem in der Pflege und Betreuung Tätigen in die Hand gegeben werden und dieser kann den Menschen so versorgen, wie dieser es gewohnt ist.

[95] AaO., S. 64
[96] Ebd.

Dazu gehören natürlich die Grundbotschaft zum Klienten und die handlungsleitende Formulierung der Maßnahmen. Es genügt nicht, wenn in der Grundbotschaft »Waschen am Waschbecken« steht. Dort müssen sich die Wünsche und Bedürfnisse wie auch Besonderheiten wiederfinden, die im Umgang mit dem Klienten wichtig sind.

82. Fehler: Tagesablauf/Maßnahmenplan werden präzise geschrieben

Ein Tagesablauf oder Maßnahmenplan muss selbstverständlich individuell sein. Das bedeutet: Jeder Außenstehende, jeder neue Mitarbeiter (von Zeitarbeitsfirmen etc.) sollte in der Lage sein, den Klienten entsprechend des Maßnahmenplans so zu versorgen, wie er es gewohnt ist.

Das bedeutet aber nicht, dass sämtliche Routinehandlungen notiert werden (»warmes Wasser« – »mit Seife waschen« – »nach der Ausscheidung abputzen« etc.) Das sind alles Selbstverständlichkeiten, die nicht in den Maßnahmenplan gehören.

»Routinemäßige und wiederkehrende Abläufe der körperbezogenen Pflegemaßahmen und der Betreuung werden in Form von Verfahrensanleitungen im QM Handbuch beschrieben. Ergänzend dazu werden dann im Maßnahmenplan die individuellen Wünsche und Bedürfnisse der pflegebedürftigen Person, die bei der entsprechenden Maßnahme zu berücksichtigen sind, erfasst.«[97]

Fazit **Die Abweichungen sind wichtig**

Im Maßnahmenplan werden nur individuelle, von Standards und Routinen abweichende Formulierungen genutzt.

---

[97] AaO., S. 116

83. Fehler: Mehrfach anfallende Maßnahmen werden immer wieder in der Tagesstruktur erwähnt

Es gibt im Tagesverlauf wiederkehrende Maßnahmen. Dazu gehören in stationären und teilstationären Einrichtungen etwa die Mahlzeiteneinnahme und in ambulanten Diensten die Ausscheidung. Diese mehrfach anfallenden Maßnahmen werden aber nur einmalig im Maßnahmenplan individuell formuliert. Gleiches gilt auch für Prophylaxen, die mehrfach täglich durchgeführt werden sollen.

»Routinemäßige und wiederkehrende Abläufe in der grundpflegerischen Versorgung sowie der psychosozialen Betreuung, die mehrmals am Tag in derselben Form erbracht werden (z. B. das Bereitstellen von Mahlzeiten in einer bestimmten Form), werden nur einmal individualisiert beschrieben und dann im Weiteren mit einem kurzen Hinweis in der Tagesstruktur oder in dem Ablaufplan zum Einsatz eingepflegt.«[98]

Info

Wiederholt sich eine Maßnahme, schreibt man diese nur einmal individuell auf. Im weiteren Tagesverlauf wird nur noch mit dem Verweis »siehe« gearbeitet.

84. Fehler: Der Ablaufplan listet nur Stichworte auf

Das Strukturmodell hat unbestreitbar zu reichlicher Entbürokratisierung geführt. Dies darf aber keinesfalls dazu führen, dass ein Maßnahmenplan oder eine Tagesstruktur nur aus Stichworten besteht. Es gehört zu den typischen Fehlern im Umgang mit dem Strukturmodell, dass die Methodik der

---

[98] AaO., S. 22

Grundprinzipien nicht ausreichend angewendet wird, indem zu stark verkürzt und auf Verfahrensbeschreibungen verwiesen wird.

»Auf der Ebene der Formulierung der Maßnahmen spielt die eindeutige Beschreibung der Maßnahme eine bedeutende Rolle. Die Maßnahmen werden handlungsleitend beschrieben. Das heißt, durch die Art der Beschreibung der Maßnahme wird z.B. nachvollziehbar ›Wer, Was, Wie, Wo und Wann‹ zu tun hat.«[99]

Entbürokratisieren aber Individualisieren!

85. Fehler: Behandlungspflege gehört nicht in die Maßnahmenplanung

In der Maßnahmenplanung »… werden die einzelnen Komponenten des Handlungsbedarfs (u.a. routinemäßig wiederkehrende Abläufe der grundpflegerischen Versorgung und der psychosozialen Betreuung, hauswirtschaftliche Versorgung, Eigenheiten und Vorlieben etc.) sowie die Maßnahmen zu Risiken (ggf. befristet und in Verbindung mit individuellen Evaluationsdaten) und zur Behandlungspflege festgelegt. Für die Abzeichnung von Maßnahmen ärztlich angeordneter Behandlungspflege wird ein gesondertes Dokument beibehalten.«[100]

---

[99] AaO., S. 60 f.
[100] AaO., S. 20 f.

86. Fehler: **Behandlungspflege gehört immer in die Maßnahmenplanung**

Der Arzt verordnet die Medikamenten und Therapiemaßnahmen. Hierzu wird in allen mir bekannten Einrichtungen ein entsprechendes Formular genutzt, wie z. B. ein Medikamentenplan (▶ Tab. 4), ein Formular »Ärztliche Anordnungen« o. Ä.

Tab. 4: Medikamentenplan

Medikament	Applikation	Morgens	Mittags	Abends	Nachts
Muster 1	Tabletten	1	0	0	0
Muster 2	Dragee	1	0	0	0
Muster 3	Augentropfen	1	0	1	0
Muster 4	Tbl. nüchtern	1	0	0	0

Auf diesem Medikamentenblatt steht also bereits präzise, was wann wie und wie oft verabreicht werden soll. Es ist also unsinnig, im Maßnahmenplan des Klienten die gleiche ärztliche Anordnung zu wiederholen. »Einzelheiten der Behandlungspflege werden wie bisher separat dokumentiert.«[101]

Info
Im Maßnahmenplan werden keine Details zur Behandlungspflege niedergeschrieben. Sie werden lediglich mit Zeitangaben erwähnt bzw. es wird vermerkt, wann diese Details im Tagesverlauf angewendet werden soll.

[101] AaO., S. 60

87. Fehler: **Bei Mangelernährung wird stets hochkalorische Kost eingeplant**

Denken Sie nicht einfach an hochkalorische Kost, wenn es um einen Klienten mit Mangelernährung geht! Planen Sie geeignete Maßnahmen gemeinsam mit dem Kunden und bzw. seinen Angehörigen. Geeignet ist alles, was bedarfsgerecht ist und den Bedürfnissen Ihres Kunden entspricht. Das ist in den seltensten Fällen eine hochkalorische Zusatzkost. Die Experten des DNQP sprechen sich ebenfalls dagegen aus und stellen fest: *»Der Gebrauch von Trinknahrung als Ergänzung ist mit einer geringen … Zunahme von Energie und Gewicht assoziiert.«*[102]

Info

Zusatzkost ist eine schlechteste aller Maßnahmen, wenn es darum geht, Kalorien zuzuführen. Es müssen als erstes an die Ursachen einer ungewollten Gewichtsabnahme und/oder Mangelernährung angegangen werden. Haben Sie die Ursache, haben Sie den Schlüssel zum Erfolg.

Und bei allem Verständnis für Ihr Bemühen – nichts geht ohne die Zustimmung Ihres Klienten. Sie müssen den Mut haben, ethisch zu entscheiden, was unterlassen wird.

[102] DNQP 2017, S. 80

8 Fehler im Umgang mit dem Pflegebericht

88. Fehler: Im Pflegebericht werden nur noch Abweichungen notiert

Der Pflegebericht ist von jeher eine Informationssammlung tagesaktueller Geschehnisse, Beobachtungen und Veränderungen. Insofern reicht es natürlich nicht, nur die Abweichungen der Maßnahmenplanung in den Bericht zu schreiben. Die Schulungsunterlagen nennen als eines ihrer Themen die *»Prinzipien des Berichteblatts als zentrale Informationsplattform für alle an der Pflege- und Betreuung Beteiligten«*[103] und führen später weiter aus: *»Ziel ist es, im Berichteblatt sämtliche tagesaktuellen Informationen zur Situation der pflegebedürftigen Person, zu Änderungen in der aktuellen Versorgung oder notwendigen Beobachtungen sowie akuten Ereignissen in einem Dokument, nachvollziehbar allen Beteiligten zur Verfügung zu stellen.«*[104]

Info

In den Pflegebericht gehören tagesaktuelle Besonderheiten, Beobachtungen und Veränderungen, das können u. a. Abweichungen vom Maßnahmenplan sein.

---

[103] Die Pflegebeauftragte 2017, S. 5

[104] AaO., S. 71

89. Fehler: **Es werden nur negative Abweichungen notiert**

Es liegt in der Natur der Sache, dass im Pflegebericht oft nur negative Abweichungen und Beobachtungen festgehalten werden. Ob es nun somatische Dinge sind wie Rötungen, Erbrechen, Durchfall etc. oder auch psychische Veränderungen wie Unruhe, Verwirrtheit oder Desorientierung.

Allerdings ist der Pflegebericht nicht nur eine Sammlung von negativen Geschehnissen und Erkenntnissen. »In der grundpflegerischen Versorgung mit ihren beschriebenen, routinemäßigen und wiederkehrenden Abläufen der Pflege und Betreuung konzentrieren sich künftig die Aufzeichnungen im Berichteblatt ausschließlich auf das Dokumentieren von Abweichungen und tagesaktuellen Ereignissen, wobei Abweichungen sowohl positiver als auch negativer Art Berücksichtigung finden.«[105]

Wie schön wären positive Einträge, die klarmachen, dass der Klient im Mittelpunkt steht und sein Wohlbefindens oberstes Ziel ist. Der Bericht könnte dann auch mal Ergebnisse einer guten Arbeit darlegen.

Beispiel **Positive Abweichungen aus dem Pflegebericht**

- Fr. L. ist aus der Klinik zurück, sagt, sie freue sich, wieder zuhause zu sein.
- Fr. K. hat sich gefreut, mich wiederzusehen, sagt, sie habe mich in meinem Urlaub vermisst.
- Hr. U. hat sich mit der Tischnachbarin Fr. L. angefreundet. Sie sitzen jeden Mittag noch eine Weile zusammen oder gehen gemeinsam spazieren.
- Seit Hr. P. ambulant betreut wird, ist er viel aufgeweckter, freundlicher und er selbst sagt, er freue sich jeden Tag, wenn die Pflegekräfte kommen.
- Fr. T. kommt gern in die Tagespflege, das sei ihrer Meinung nach das Highlight der Woche.

---

[105] Ebd.

90. Fehler: **Es wird wochenlang nichts im Pflegebericht vermerkt**

Da der Pflegebericht innerhalb des Strukturmodells nicht mehr routinemäßig ausgefüllt wird, also nicht mehr pro Schicht, Tag oder Woche, wird er mitunter leider auch vernachlässigt.

Aber das widerspricht seiner Intention: »*Ziel ist es, im Berichteblatt sämtliche tagesaktuellen Informationen zur Situation der pflegebedürftigen Person, zu Änderungen in der aktuellen Versorgung oder notwendigen Beobachtungen sowie akuten Ereignissen in einem Dokument, nachvollziehbar allen Beteiligten zur Verfügung zu stellen.*«[106]

Somit wird deutlich, dass ein Pflegebericht, in dem wochenlang keine tagesaktuellen Informationen zu finden sind, eine sehr große Ausnahme ist. Wenn man das »*Berichteblatt in akuten Situationen oder bei besonderen Ereignissen*«[107] nutzt, ist kaum anzunehmen, dass ein Klient wochenlang gleich bleibt – in Verhalten, Äußerungen, Beobachtungen auf somatischer Ebene etc.

Fazit **Es gibt keine Pflicht, etwas einzutragen**

Aber wenn Sie Ihre Klienten beobachten und achtsam sind, werden Sie sicher mehr als einmal die Woche einen Eintrag zum Befinden vornehmen können.

---

[106] Ebd.
[107] AaO., S. 23

91. Fehler: **Einmal die Woche wird standardmäßig etwas eingetragen**

Dass ein Pflegeberichtsblatt tage- oder wochenlang leer ist (siehe vorangegangener Fehler) macht so mancher Leitungskraft Kopfzerbrechen. Um zu verhindern, dass lange nichts oder zu wenig eingetragen wird, erlassen manche Vorgesetzte die Regel: »Einmal pro Woche muss etwas im Bericht stehen.« Diese Vorgabe ist angstgetrieben und unnütz.

In den Schulungsunterlagen sind die Grundprinzipien zum Pflegebericht formuliert: *»Die Prinzipien des Element 4 im Strukturmodell bedeuten die Abkehr von den in der Praxis immer noch weit verbreiteten schematischen Routinen ...«* Weiter heißt es: *»Ein solches Vorgehen beansprucht kostbare Zeit der Pflegenden, wirkt demotivierend und ist fachlich nicht zu begründen.«*[108]

Ich persönlich halte Vorgaben bezüglich der Häufigkeit von Einträgen für unsinnig. Es kann dazu führen, dass einige Mitarbeiter nicht mehr prozesshaft denken, sondern unter Druck anfangen, Floskeln einzutragen. Wer mit dem Druck, etwas eintragen zu müssen, an den Bericht herangeht, schreibt irgendetwas, um sich seiner Aufgabe zu entledigen. Das ergibt dann unnötige und manchmal auch unsinnige Einträge.

Beispiel **Typische Floskeln als Ausdruck von Hilflosigkeit**

- Verbandwechsel nach Plan
- Fr. K. war beim Gottesdienst
- Hr. W. hat beim Bingo mitgespielt
- Fr. L. hatte heute Mittag Besuch
- Fr. M. war beim Friseur
- Fußpflege war da
- Arzt war zur Visite, keine Änderung
- Krankengymnast war da
- Fr. M. hat Geburtstag

[108] Ebd.

Diese Einträge sind unnötig und nichtssagend. Da ist es allemal besser, nichts zu schreiben. Andererseits ist es auch bemerkenswert, dass man wochenlang nichts zu einem Klienten, den man ggf. täglich in seiner Obhut hat, berichten kann.

Wer behauptet, ein Teil des Erfolgs der Entbürokratisierung läge auch darin, Berichte nur noch dann zu schreiben, wenn etwas vorgefallen sei, unterliegt einem Irrtum. Es gab noch nie die Pflicht, wöchentlich, täglich oder häufiger im Bericht zu dokumentieren. Man musste von jeher im Bericht nur dann dokumentieren, wenn es etwas zu berichten gab. Wenn es nichts zu berichten gab, musste auch nichts geschrieben werden. Das Strukturmodell ändert somit überhaupt nichts an der Berichtsführung.

Fazit **Bitte keinen wöchentlichen Berichtstag**

Einmal die Woche ein Berichtseintrag zu fordern, ist weder notwendig noch sinnvoll. Aber wer tage- oder wochenlang keine Beobachtungen beim Klienten macht, muss sich fragen lassen, ob er achtsam genug ist.

92. Fehler: **Jeder weiß, was in den Pflegebericht gehört**

Der Pflegebericht ist oftmals ein Sammelsurium für alles und nichts. Dort werden aktuelle Informationen oder Probleme gesammelt (Rötungen, Schmerzen, Wohlbefinden der Kunden), aber auch Leistungen nachgewiesen (Verbandswechsel durchgeführt, geduscht, Bett bezogen). Weiterhin werden nicht pflegerelevante Beobachtungen niedergeschrieben (Hinweise auf den vernachlässigten Haushalt, den Hund, der auf das Sofa uriniert hat, oder die Tochter, die nur zum Geldabholen kommt).

Da es keine klaren Vorschriften über die Inhalte eines Pflegeberichts gibt, können wir auch nirgends nachlesen, wie oft nun im Bericht zu dokumentieren werden muss (siehe vorangegangene Fehler).

Info

In einen sinnvollen Pflegebericht gehörten schon immer aktuelle Abweichungen von der Planung und unvorhergesehene, also nicht geplante Maßnahmen und Ereignisse, akute Veränderungen und Krisen, die ggf. auch medizinische Intervention benötigen.

Tab. 5: Inhalte des Pflegeberichts

Das gehört in jeden Bericht	... und das nicht
Befinden des Klienten	Selbstverständlichkeiten (»versorgt nach Plan«)
Beobachtungen über geistige / seelische / körperliche Veränderungen des Klienten	Wertungen, persönliche Meinungen wie z. B. »unkooperativ, gemein, unmöglich, gut gelaunt«
akute Geschehnisse, Vorkommnisse, Beobachtungen	wenig aussagefähige oder interpretationsfähige Begriffe wie »unruhig, verwirrt, wenig, viel, oft, regelmäßig, nach Tagesform«
Verlaufsbeschreibung nach Ereignissen, Vorkommnissen, Geschehen	nicht pflegerelevante Beobachtungen wie »Tochter liegt immer auf dem Sofa, wenn wir kommen, der Enkel kommt nur zum Geld abholen, der Hund hat auf den Teppich gepinkelt«
Wirkung der pflegerischen Maßnahmen, Reaktion auf ergriffene (Pflege-)maßnahmen	eigene Feststellungen medizinischer Belange wie z. B. »hat eine Erkältung, hat Pilz im Intimbereich, diese Informationen sind dem Arzt vorbehalten
Abschluss/Ergebnis von Geschehen und akuter Ereignisse	eigene Therapievorschläge wie »schmerzende Knie mit Voltaren eingerieben, Mirfulan® auf Rötungen aufgetragen«, Therapien erfolgen nur durch den Arzt oder den Klienten selbst
Änderungen von geplanten Maßnahmen: • Erbringung ungeplanter Maßnahmen oder • Änderungen der geplanten Maßnahmen	Floskeln wie »war beim Friseur, Fußpflege war da, hatte Besuch, war beim Gottesdienst«

Berichten (schreiben) Sie nur, wenn Sie etwas zu berichten haben.

93. Fehler: **Informationen Dritter erscheinen nicht im Bericht**

In Einrichtungen, ob ambulant, Tagespflege oder stationär, kommen häufig Dritte ins Spiel, die für den Klienten tätig werden. Das können der Hausarzt, die Fußpflege, der Friseur, die Physiotherapeutin oder Logopädin sowie Wundmanager oder Ernährungsberater etc. sein. Diese externen Kräfte sprechen sich, was auch gut ist, mit den Pflegefachkräften ab. Und die Absprache mit den externen Therapeuten wird dann häufig von der Pflege dokumentiert, statt durch die Therapeuten selbst.

Die Frage ist: Warum machen sich Pflegefachkräfte zu Schreibkräften der Externen? Warum tragen die Externen nicht selbst ein? Die Antwort ist vielleicht, dass man sich nicht traut, Externe an die Pflegedokumentation heranzulassen. Dass man Bedenken hat, gleich welcher Art.

Die Schulungsunterlagen sehen aber das Gegenteil vor: *»In dem Berichteblatt nehmen künftig alle an der Pflege und Betreuung beteiligten Personen, z. B. Angehörige anderer therapeutischen Fachberufe ... ihre Eintragungen vor.«*[109]

Fazit **Externe schreiben ebenfalls in den Pflegebericht**

Im Bericht trägt jeder ein, der etwas zu berichten hat. Das gilt unabhängig von einer evtl. Zugehörigkeit zur Einrichtung.

---

[109] AaO., S. 72

94. Fehler: **In den Bericht schreiben nur Fachkräfte**

Ich kennen einige Pflegedienstleitungen, die die Order herausgegeben haben, dass nur die Fachkräfte im Pflegebericht zu dokumentieren haben. Hintergrund ist nicht selten die Angst, dass die Berichtseinträge anderer Mitarbeiter (etwa aus der Betreuung) nicht so professionell klingen. Das mag in dem einen oder anderen Fall sogar zutreffen. Aber auch eine Fachkraft ist kein Garant für eine professionelle Berichtsführung.

Jeder, der am und mit dem Klienten arbeitet, sollte das, was er beobachtet oder erfahren hat, auch im Bericht niederschreiben. So steht es auch in den Schulungsunterlagen: *»In dem Berichteblatt nehmen künftig alle an der Pflege und Betreuung beteiligten Personen, z.B. Angehörige anderer therapeutischen Fachberufe und der sozialen Betreuung aber auch die zusätzlichen Betreuungskräfte (gem. §§ 45b und 43b SGB XI) ihre Eintragungen vor.«*[110]

Ferner: *»Hierzu gehört es auch, die Eintragungen im Berichteblatt, welche dort durch Betreuungskräfte oder andere beteiligte Professionen vorgenommen werden, einzubeziehen.«*[111]

95. Fehler: **Im Pflegebericht fehlt die Uhrzeit**

In Dokumenten gibt es bei einigen Formularen (Vitalzeichenblatt, Pflegebericht) die Überschrift »Uhrzeit« – allerdings nur bei der handschriftlichen Dokumentation. In der elektronischen Dokumentation kann die Uhrzeit nicht fehlen, weil das System automatisch erfasst, wann wer eingeloggt war und etwas geschrieben hat. Doch auch in handschriftlichen Aufzeichnungen spielt die Uhrzeit, gerade im Pflegebericht, eine wesentliche Rolle.

[110] Ebd.
[111] AaO., S. 23

Info
Die Überschrift »Uhrzeit« sollte ernst genommen werden. Wird in einem Dokument nach einer Uhrzeit gefragt (im Bericht, in Protokollen etc.), wird diese auch benötigt.

Dabei ist es nicht zwingend wichtig, wann genau ein Verbandswechsel durchgeführt wurde. Es ist vielmehr wichtig, wann die Pflegekraft diesen eingetragen hat. Insbesondere im Bericht herrscht eher Unsicherheit bezüglich der Uhrzeitspalte. Welche Zeit soll eingetragen werden:

- die des Geschehens oder
- der Zeitpunkt des Eintrags durch die Pflegekraft?

Tab. 6: Uneindeutige Uhrzeit im Pflegebericht

Datum	Uhrzeit	Eintragung	Handzeichen
23.3.	7:45 Uhr	Fr. K. wurde vor dem Bett liegend am Boden vorgefunden	JK

Bei diesem Eintrag ist unklar, wann der Klient gefunden wurde. Die Uhrzeit kann bedeuten, dass der Klient um 7:45 Uhr gefunden wurde oder dass die Pflegekraft um 7:45 Uhr dieses Ereignis dokumentierte.

Info
Die Uhrzeit in der Berichtsspalte bezieht sich immer auf den Zeitpunkt eines Eintrages. 7:45 Uhr in der Uhrzeitspalte, bedeutet für Außenstehende: Die Pflegekraft dokumentierte um 7:45 Uhr.

In einer elektrischen Dokumentation erfasst das System automatisch den Zeitpunkt, zudem die Pflegekraft den Eintrag tätigte. Die Pflegekraft muss nur noch das Geschehen selbst mit Uhrzeit vermerken. Aber in der Papierform benötigt man in jedem Falle zwei Uhrzeiten, die des Zeitpunktes des Eintragens, und die des Geschehens.

Tab. 7: Eindeutiger Zeitvermerk im Pflegebericht

Datum	Uhrzeit	Eintragung	Handzeichen
23.3.	9:05 Uhr	Fr. K. wurde um 7:45 Uhr vor dem Bett liegend am Boden vorgefunden	JK

Das gilt im Übrigen auch für Nachträge. In einer EDV-Version erfasst das System wieder den Zeitpunkt der Eintragung sekundengenau und die Pflegekraft schreibt nur noch den Nachtrag ein. In der Papierlösung muss die Pflegekraft erneut zwei Uhrzeiten eintragen.

Tab. 8: Uhrzeit bei Nachträgen

Datum	Uhrzeit	Eintragung	Handzeichen
24.3.	7:00 Uhr	Nachtrag zu 23.3.: Fr. K. wurde vor von mir gegen 7:45 Uhr dem Bett liegend am Boden vorgefunden ...	JK

Info

Ein Bericht enthält in der ersten Spalte das aktuelle Datum und in der Spalte daneben die aktuelle Uhrzeit, zu der der Eintrag erfolgte.

9 Sonstige Fehler im Umgang mit dem Strukturmodell

96. Fehler: **Die Betreuung muss Leistungsnachweise führen**

Dass man für die alltäglichen Grundpflegetätigkeiten in der stationären Pflege und Tagespflege keine Nachweise benötigt, ist wohl jedem bekannt. Aber gerade in den genannten Einrichtungen werden immer noch Tätigkeitsnachweise für die Betreuung geführt. So wird weiter schematisch und stur jede Beschäftigungsmaßnahme, an der der Klient teilgenommen hat, dokumentiert. Das ist unsinnig. Denn die SIS® lässt die Bedarfe und Bedürfnisse des Klienten erkennen und die Maßnahmenplanung legt fest, was aus der SIS® heraus an Tätigkeiten für diesen Klienten abgeleitet werden kann.

Beispiel

Themenfeld 1
Fr. K kann nicht mehr aktiv kommunizieren, sie gibt eher Laute von sich als dass sie Worte formuliert. Aber man kann an ihrem Gesichtsausdruck Gefallen und Missfallen gut erkennen. Sie liebt Händemassage.
Maßnahmenplan: Einzelbetreuungseinheit: Fr. K. täglich die Hände mit duftender Creme oder Ölen massieren.

Themenfeld 5
Fr. K.: »Ich bin christlich erzogen, Kirche am Sonntag war Pflicht. Hier gibt es ja keinen Sonntagsgottesdienst, aber wenn der Pfarrer kommt, geh ich hin.«
Maßnahmenplan: Jeden zweiten Dienstag Fr. K. zum Gottesdienst bringen.

Diese klar geplanten Maßnahmen, die auf die Bedürfnisse des Klienten ausgerichtet sind, muss man nicht mehr quittieren. So sehen es die Experten von EinSTEP vor: »*Routinemäßige Durchführungsnachweise für diese Leistungen der zusätzlichen Betreuung und Aktivierung sind aus pflegefachlicher und aus juristischer Sicht nicht erforderlich. Den Vertragspartnern nach § 85 Abs. 8 SGB XI wird dringend empfohlen, dies durch eine entsprechende Formulierung bei nächster Gelegenheit klarzustellen.*«[112] Im ambulanten Bereich bedarf es natürlich weiterhin des Nachweises über zusätzliche Betreuungsleistungen gem. § 45b SGB XI (Entlastungsbetrag). Diese Nachweise sind die Abrechnungsgrundlage mit den Pflegekassen.

97. Fehler: **Für die ärztliche Kommunikation gibt es entsprechende Vordrucke**

In MDK-Prüfungen ist seit vielen Jahren die Frage vorgesehen, ob eine aktive Kommunikation mit dem Arzt nachvollziehbar ist. Diese Frage zielt dabei natürlich auf besondere oder akute Vorkommnisse beim Klienten ab. Es ist Sache der Pflegefachkräfte, bei Bedarf den Arzt hinzuzuzuziehen. Dabei wird nicht nur im Pflegebericht der Anlass dieser Konsultation beschrieben, sondern es werden häufig separate Vordrucke wie »Info an den Arzt« oder »Ärztliche Kommunikation« genutzt. Das ist allerdings keinesfalls erforderlich. In den Schulungsunterlagen finden sich keine Hinweise auf einen separaten Vordruck. Ebenso wenig finden sich solche Hinweise im SGB V oder SGB XI oder den Maßstäben und Grundsätzen zur Qualität.

Fazit **Kein Vordruck nötig**

Wenn das Hinzuziehen eines Arztes auf dem Pflegebericht vermerkt ist oder ein Fax oder Mail abgesetzt wurden, ist dem Nachweis der aktiven Kommunikation mit dem Arzt Genüge getan.

[112] https://www.ein-step.de/haeufige-fragen/

98. Fehler: **Einzelnachweise werden nicht mehr benötigt**

Das Strukturmodell mit dem verkürzten vierschrittigen Modell hat sich nicht der gesamten Dokumentation gewidmet, ist also insofern unvollständig. Aber in den Schulungsunterlagen findet sich der Hinweis, welche Durchführungsnachweise nach wie vor von Nöten sind.

- *»Ärztliche An-/Verordnungen der Behandlungspflege,*
- *Zusätzliche Betreuungsleistungen gem. § 45b SGB XI (Entlastungsbetrag) zur Abrechnungsgrundlage mit den Pflegekassen,*
- *Abzeichnung von Positionswechseln im Bewegungs- und Lagerungsprotokoll bei vorliegendem Dekubitusrisiko.*
- *In der ambulanten Pflege bedarf es weiterhin der Durchführungsnachweise aller erbrachten Maßnahmen zu Abrechnungszwecken entsprechend des jeweiligen Pflegevertrages mit der pflegebedürftigen Person.«*[113]

Sie sehen: Es ist nicht alles entbürokratisiert.

99. Fehler: **Trink- und Ernährungsprotokolle werden stets weitergeführt werden**

9

Trink- und Ernährungsprotokolle ergeben immer dann Sinn, wenn eruiert werden soll, was der Klient überhaupt zu sich nimmt. Aber beachten Sie bitte, dass Sie solche Protokolle nicht auf Dauer führen.

Protokolle dienen lediglich dazu, Informationen zu ermitteln, was jemand zu welcher Zeit zu sich nimmt. Wurden diese Informationen gesammelt, kann das Protokoll abgesetzt werden. Ausnahme: Der Arzt hat eine Ernährungs- oder Flüssigkeitsverordnung aufgestellt. So steht es auch im Expertenstandard.[114] Gleiches gilt für Trinkprotokolle: In der Broschüre der DGE (Deutsche Gesellschaft für Ernährung) steht: *»Führen Sie die Dokumentation für einen begrenzten Zeitraum (z. B. eine Woche).«*[115]

---

[113] AaO., S. 72
[114] DNQP 2017, S. 28
[115] DGE (2014): Praxiswissen Mangelernährung im Alter. S. 19

Sinngemäß steht dies auch in den Schulungsunterlagen: »*Die Prinzipien des Element 4 im Strukturmodell bedeuten die Abkehr von den in der Praxis immer noch weit verbreiteten schematischen Routinen im Umgang mit Differenzialassessments, Skalen, Trink- und Essprotokollen etc., zugunsten eines individuell und anlassbezogenem Vorgehens.*«[116] Weiter heißt es: »*Künftig zu verwendende Differenzialassessments oder bestimmte Instrumente (z. B. Braden-Skala, Trinkprotokoll, Schmerzskalen) werden durch das Pflege- und Qualitätsmanagement festgelegt und für den fachlich begründeten Einsatz im individuellen Fall im Qualitätshandbuch vorgehalten. Es schließt damit einen schematischen und periodisch wiederkehrenden Gebrauch bei allen Bewohnern oder Klienten spezieller Dokumente aus.*«[117]

Fazit **Keine schematische Routinearbeit mit Protokollen!**

Ein Protokoll zur Flüssigkeits- oder Ernährungssituation wird lediglich zum Informationsgewinn geführt und dann abgesetzt.

100. Fehler: **Annahme, das Strukturmodell sei fertig**

Der Abschlussbericht zum Strukturmodell lag bereits im April 2014 vor. Ab 2015 wurde es bundesweit durch Multiplikatoren geschult und weitergegeben. Im November 2017 erklärte die Regierung die aktive Arbeit im Ein-STEP-Büro für beendet und übergab die weitere Arbeit an die Trägerverbände. Diese übernehmen damit die fachliche Weiterentwicklung: »Bedarfe der fachlichen Weiterentwicklung werden in die Kooperationsgremien auf Landesebene eingebracht und an das Lenkungsgremium auf Bundesebene weitergeleitet. Dort wird über entsprechende Aktivitäten und Maßnahmen beraten und entschieden.«[118] So steht es auf Seite 4 und auf Seite 5 dieses Papiers wird die Verstetigung näher beschrieben:

---

[116] Die Patientenbeauftragte 2017, S. 23

[117] AaO., S. 93

[118] »Verstetigung des Strukturmodells der Pflegedokumentation durch die Leistungserbringerverbände ab November 2017.« Im Internet: https://einstep.de/, S. 4

»Ab November 2017 beginnt die Phase der Verstetigung. Die Verbände stellen in diesem Zuge die Erfüllung und Finanzierung folgender Aufgaben sicher:

- *Organisation und Durchführung der Sitzungen des Lenkungsgremiums im Wechsel der Trägerverbände auf Beschluss des Gremiums*
- *Beibehaltung von verbandsinternen Ansprechpartnern (Multiplikatoren) und Rückkoppelung von Erfahrungen aus der Praxis*
- *Schulung der Mitarbeitenden in den Einrichtungen über die Verbände und ihre Multiplikatoren*
- *Berichte über den Umsetzungsstand im Lenkungsgremium«*[119]

Fazit **Die Arbeit am Strukturmodell geht weiter**

Auch fünf Jahre nach Veröffentlichung des Strukturmodells sind noch nicht alle Fragen geklärt. Insbesondere im Hinblick auf die neuen Qualitätsprüfungen mit ihren Qualitätsindikatoren und -aspekten sollte das Strukturmodell dringend angepasst und reformiert werden.

[119] AaO., S. 5

Literatur

AG »Technischer Implementierungsleitfaden«, FINSOZ e. V., Projektbüro EinSTEP, DVMD e. V. (2017): Anforderungsprofil für die Abbildung des Strukturmodells in Dokumentationssystemen. Version 1.4. Berlin.

Behmann I (2008): BfArM-Analyse: Bei 40 Prozent Ursache im Produkt begründet. Vorkommnisse bei Hilfsmittel unter der Lupe. In: MDT 5/2008.

Böhm E (2018): Psychobiographisches Pflegemodell nach Böhm. Band 1 und 2. Facultas Verlag, Wien.

Die Beauftragte der Bundesregierung für die Belange der Patientinnen und Patienten sowie Bevollmächtige für Pflege (2017): Informations- und Schulungsunterlagen zur Einführung des Strukturmodells in der ambulanten, stationären und teilstationären Langzeitpflege. Version 2.0, Berlin.

DNQP (2013): Sturzprophylaxe in der Pflege. 1. Aktualisierung. Osnabrück.

DNQP (2014): Expertenstandard Förderung der Harnkontinenz in der Pflege, 1. Aktualisierung. Osnabrück.

DNQP (2014): Expertenstandard nach § 113a SGB XI Erhaltung und Förderung der Mobilität in der Pflege. Osnabrück.

DNQP (2015): Expertenstandard Pflege von Menschen mit chronischen Wunden. 1. Aktualisierung. Osnabrück.

DNQP (2015): Expertenstandard Schmerzmanagement in der Pflege bei chronischen Schmerzen. Osnabrück.

DNQP (2017): Expertenstandard Dekubitusprophylaxe in der Pflege, 2. Aktualisierung. Osnabrück.

DNQP (2017): Expertenstandard Ernährungsmanagement zur Sicherung und Förderung der oralen Ernährung in der Pflege. 1. Aktualisierung. Osnabrück.

König J (2017): 100 Fehler bei der Einstufung von Pflegebedürftigen. 5. akt. Auflage. Schlütersche Verlagsgesellschaft, Hannover.

MDS & GKV (2017): Richtlinien des GKV-Spitzenverbandes zur Feststellung der Pflegebedürftigkeit nach dem XI. Buch des Sozialgesetzbuches. 2. aktualisierte Auflage. Berlin, Essen.

MDS (2018): Seminarprogramm des MDS 2019. 28., völlig überarbeitete Neuauflage. Essen.

MDS (2018): Fragen und Antworten zur neuen Qualitätsprüfung für Pflegeheime ab 2019. Essen. Im Internet: https://www.mds-ev.de/themen/pflegequalitaet/qualitaetspruefungen.html

Qualitätsausschuss Pflege (2018): Entwicklung der Instrumente und Verfahren für Qualitätsprüfungen nach §§ 114 ff. SGB XI und die Qualitätsdarstellung nach § 115 Abs. 1a SGB I in der stationären Pflege.

Rink F (oJ): Das Strukturmodell entbürokratisierte effiziente Pflegedokumentation. https://docplayer.org/42490091-Das-strukturmodell-entbuerokratisierte-effiziente-pflegedokumentation.html

Roes M (2014): Pflegewissenschaftliche Einordnung Strukturmodell/SIS®/Risikomatrix.

Veranstaltungsreihe der BAFGW Katholische Akademie, Kardinal Wendel Haus am 29. September 2014.

Wingenfeld K, Stegbauer C, Willms G, Sternberg RC, Voigt C, Woitzik R (2017): Entwicklung, der Instrumente und Verfahren für Qualitätsprüfungen nach §§ 114 ff. SGB XI und die Qualitätsdarstellung nach § 115 Abs. 1a SGB XI in der stationären Pflege. Zweiter Zwischenbericht – Definition zentraler Konzeptbausteine.

Register